Nutrición y patinaje artístico

Texto original por Arsene Maus
Traducción por Marian Delgado

©2024

Prólogo

Varios factores entran en juego cuando aprendemos a patinar, tanto en lo que se refiere al perfeccionamiento de las diferentes figuras como a tu progreso general. El factor más importante es, sin duda, el trabajo individual en las diferentes figuras y la facilidad que tenemos sobre el hielo. En resumen, si dominas algún que otro salto en particular, es principalmente porque has trabajado en ello. De todas formas, esto no se trata de abordar los detalles técnicos del patinaje artístico, ya que no es el tema de este libro y su autor ya ha dedicado un libro al aprendizaje de este deporte: «La verdad sobre el patinaje artístico».

A menudo nos olvidamos de que el progreso en el patinaje artístico no depende exclusivamente del entrenamiento sobre el hielo. Existen otros factores que influyen en el rendimiento, aunque menor, pero son lo suficientemente importantes como para que se tengan en cuenta; siempre que se desee mejorar en el patinaje artístico. Dos de estos factores despiertan un interés particular en este sentido. El primero es el entrenamiento conocido como «fuera de la pista», que incluye ejercicios realizados en tierra firme y destinados a mejorar el dominio de las diferentes figuras, así como la práctica de otros deportes que favorecen la fuerza, la resistencia y la coordinación de tu cuerpo. El segundo factor, es decir, la nutrición, está particularmente subestimado en el mundo del patinaje artístico, especialmente en comparación con otros deportes como el culturismo o el atletismo. No obstante, tendremos la oportunidad de profundizar más en este tema, los desafíos relacionados con la nutrición conciernen al patinaje artístico como ninguna otra disciplina deportiva.

Este fenómeno puede explicarse en parte por la escasa cantidad de documentación y literatura científica que hay sobre la nutrición aplicada al patinaje artístico. En consecuencia, resulta bastante laborioso informarse sobre las prácticas recomendables a nivel individual. Además, un alumno no podrá recurrir a su profesor para pedir orientación sobre el tema en la mayoría de los casos, ya que estos últimos no están formados en nutrición, a menos que hayan tomado la iniciativa por sí mismos. No existe un módulo sobre nutrición en el diploma del estado que permita ejercer como profesor de patinaje artístico en Francia [1].

Si el interés de la nutrición se limitara a mejorar el rendimiento de los patinadores, la falta de conocimiento sobre el tema no sería tan grave, lamentablemente. Si una nutrición saludable permite que el cuerpo funcione correctamente, unos hábitos alimentarios mal concebidos pueden tener un efecto desastroso en el rendimiento de los patinadores o en su salud, incluso a largo plazo.

El mundo de la competición internacional en el patinaje artístico ha tenido sus escándalos, con muchos atletas que han visto deteriorada su salud debido a las dietas excesivamente restrictivas, lo que suele impactar a la opinión pública. No es necesario ir hasta los círculos competitivos para darse cuenta de los estragos que conlleva una nutrición inadecuada, aunque este tipo de temas haga menos ruido que cuando están implicados campeones y campeonas. Un estudio demostró que los practicantes de deportes como el patinaje artístico tienen una predisposición más de cuatro veces superior a desarrollar trastornos alimentarios que los practicantes de deportes reglados y los no deportistas [2]. Por lo tanto, parece evidente que hay un trabajo real por hacer en la prevención de dichos problemas. Esto pasa en gran parte por el desconocimiento de la nutrición, y es una de las razones que motivaron la escritura de este libro.

Antes de entrar en el meollo del asunto, sería apropiado saber a qué nos referimos cuando hablamos de nutrición. La revista «Nutrición aplicada al rendimiento deportivo» de Silvio S. Folli, publicada en 1999, nos da la siguiente definición:

«La nutrición es el estudio del conjunto de procesos de absorción y transformación de los alimentos por nuestro organismo y su relación con la salud. El conjunto de estos procesos permite la utilización de los macronutrientes y micronutrientes necesarios para la formación de energía, la construcción y reparación de tejidos, el mantenimiento del esqueleto y la regulación de los procesos fisiológicos del organismo». [3]

El conocimiento de los principios fundamentales de la nutrición es aún más importante dado que una simple deficiencia de un nutriente puede tener consecuencias significativas en el funcionamiento de todo el organismo. Probablemente, la mejor anécdota sobre este tema sea la génesis del término «cretino». En el siglo XVIII, los médicos documentaron la existencia de una enfermedad cuyos principales síntomas eran bocio e inteligencia muy limitada, y que afectaba principalmente a las poblaciones que vivían en los Alpes. Esta enfermedad fue entonces llamada «cretinismo» y los pacientes fueron calificados como «cretinos de los Alpes». Las causas de esta enfermedad permanecieron desconocidas durante mucho tiempo, hasta que el desarrollo del comercio en la región permitió a los habitantes consumir sal yodada (sal marina) y la enfermedad desapareció por sí sola. En realidad, la enfermedad fue causada por una deficiencia de yodo, un micronutriente necesario para el funcionamiento de la tiroides. La tiroides es una glándula ubicada en el cuello (su inflamación fue la causa del bocio), que segrega hormonas necesarias para el desarrollo de las facultades cognitivas [4].

Para simplificar, si tu alimentación presenta deficiencias, no puedes aprovechar las capacidades de tu cuerpo de manera óptima, lo que se refleja en tu rendimiento deportivo, además de exponerte a problemas de salud si estas deficiencias persisten en el tiempo. Por el contrario, una alimentación completa garantiza el buen funcionamiento del cuerpo y, por lo tanto, no afecta a su rendimiento físico. Incluso es posible aprovechar los mecanismos naturales del organismo para superar sus rendimientos normales...

Este libro consta de tres partes: la primera está dedicada a los fundamentos de la nutrición y a la explicación de los diferentes nutrientes que podemos encontrar en nuestra alimentación. La segunda parte se centra en la alimentación que se debe adoptar al practicar el patinaje artístico para optimizar su rendimiento, ya sea de manera general o específicamente durante una competición. Finalmente, en la tercera parte del libro, tendremos la oportunidad de profundizar en el tema de los problemas relacionados con la nutrición y cómo evitarlos (trastornos alimentarios y problemas más puntuales), así como formas de perder peso sin afectar al rendimiento o a la salud. Muchos patinadores y patinadoras desean perder peso, sin necesariamente padecer trastornos alimentarios, y la mejor manera de evitar que caigan en tales enfermedades es mostrarles cómo hacerlo sin exponerse a ningún riesgo.

Parte 1
Los fundamentos de la nutrición

Capítulo 1
Los macronutrientes

Los alimentos que consumimos se componen de varias sustancias que generalmente clasificamos en tres categorías: los macronutrientes, los micronutrientes y las sustancias no digeribles (todo lo que nuestro cuerpo elimina). Los macronutrientes son las sustancias que componen la mayor parte de nuestra dieta [5]. Contamos su cantidad dentro de un alimento en gramos, mientras que los micronutrientes se cuentan en miligramos o microgramos, de ahí los términos «micro» y «macro». Además de la diferencia en cantidad, los macronutrientes son también los únicos nutrientes que sirven como fuente de energía para nuestro organismo. Utilizar un elemento presente en el cuerpo a nivel de microgramos como sustrato energético no permitiría que este funcionara durante mucho tiempo. Para hacer una comparación, sería como poner una gota de gasolina en el depósito de un coche. Hay tres tipos de macronutrientes: carbohidratos, lípidos y proteínas, cada uno desempeña un papel distinto en el organismo, además tienen la capacidad de servir como fuente de energía.

Cada nutriente puede cumplir uno o varios papeles dentro del cuerpo. Este papel puede ser energético, cuando el nutriente se utiliza como fuente de energía para que una parte específica del cuerpo funcione. También puede formar parte de la composición del organismo, como el calcio, que como ya se sabe, se utiliza en la construcción de los huesos. Por último, puede desempeñar un papel en los diferentes mecanismos fisiológicos que mantienen el equilibrio físico/químico del cuerpo, lo que llamamos homeostasis.

Los carbohidratos

Los carbohidratos, también conocidos como «azúcares» en lenguaje común, o «hidratos de carbono» debido a su composición molecular, son macronutrientes cuyas moléculas tienen como fórmula bruta $CnH2nOn$, donde «n» puede variar dependiendo del carbohidrato [6]. El papel principal de esta categoría de nutrientes es de naturaleza energética, es decir, se degradan para proporcionar energía a los diferentes órganos del cuerpo humano, alrededor de 4 kcal por gramo. Los otros macronutrientes, los lípidos y las proteínas, también pueden desempeñar este papel, pero son los carbohidratos los que se utilizan prioritariamente para este fin [7]. Algunos órganos solo pueden utilizar carbohidratos como sustrato energético, como es el caso del cerebro, al que se le llama «glucodependiente» [8]. Además del papel energético, algunos carbohidratos también forman parte de tejidos, cartílagos y mucosas, mientras que otros ayudan en el funcionamiento de los mecanismos fisiológicos, como las fibras que favorecen especialmente el tránsito intestinal [6].

Los diferentes carbohidratos se organizan según su composición en dos categorías: los carbohidratos simples y los carbohidratos complejos, comúnmente conocidos, respectivamente, como azúcares rápidos y azúcares lentos. Esta denominación proviene de la velocidad de digestión, que es más o menos lenta según la complejidad de su estructura: cuanto más complejo sea el azúcar, más tiempo tardará nuestro sistema digestivo en asimilarlo. La consecuencia de la velocidad de asimilación es que un carbohidrato simple proporcionará un pico de energía puntual, mientras que la energía proporcionada por un carbohidrato complejo será más prolongada en el tiempo [6].

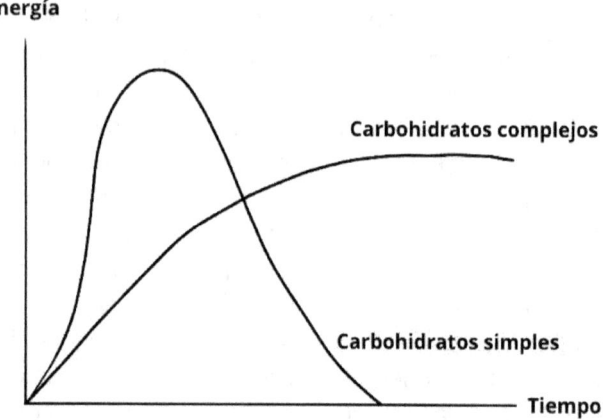

Energía proporcionada por los carbohidratos simples y complejos en el tiempo

Los carbohidratos simples

La categoría de los azúcares rápidos engloba los carbohidratos compuestos por una sola molécula, llamados monosacáridos, así como los disacáridos, que son combinaciones de dos monosacáridos (no necesariamente el mismo monosacárido en ambas ocasiones) [9]. Por ejemplo, la glucosa es un monosacárido: está compuesta por una molécula cuya fórmula bruta es $C_6H_{12}O_6$. La lactosa, por otro lado, es una combinación de glucosa y galactosa, por lo que es un disacárido. Cada uno de estos dos azúcares pertenece a la categoría de los azúcares rápidos.

Ejemplos de moléculas de carbohidratos simples

Debido a su alta velocidad de digestión, estos carbohidratos proporcionan energía rápidamente al organismo, pero durante un tiempo limitado, ya que se agotan rápidamente. No todos son iguales como fuente de energía, el cuerpo asimila mejor algunos que otros. La glucosa y la fructosa presentes naturalmente en los alimentos son una buena opción si buscas un aporte puntual de carbohidratos simples [10]. Se encuentran en cantidades interesantes en frutas, ciertos vegetales y en la miel. La glucosa es la forma de carbohidrato utilizada naturalmente por nuestro cuerpo, por lo que es muy fácil de asimilar. La fructosa, por otro lado, necesita pasar por el hígado para ser utilizada por nuestras células. Se convierte en glucosa, lactato (que también es una fuente de energía) y glucógeno hepático (la forma de carbohidratos almacenada en el hígado), que a su vez puede ser degradado en glucosa y transportado a los órganos a través de la sangre, si es necesario. La fructosa tiene una mala reputación en la cultura popular debido a la forma en la que se asimila. Este carbohidrato debe pasar por el hígado, donde una parte se convierte en triglicéridos, lo que puede llevar a pensar que la fructosa provoca aumento de peso. En realidad, la cantidad de fructosa transformada en grasa es insignificante, mientras que el resto se convierte en glucosa, glucógeno hepático o lactato [11]. Por lo tanto, no es necesario privarse de este azúcar, siempre y cuando se obtenga de frutas.

Cuidado, aunque estos carbohidratos son beneficiosos para el cuerpo humano cuando están naturalmente presentes en los alimentos, no necesariamente ocurre lo mismo con los azúcares añadidos artificialmente a los alimentos [12]. Los carbohidratos se añaden a bebidas y alimentos procesados, generalmente en forma de jarabe, para mejorar su sabor. El problema es que en esta forma, los carbohidratos simples tienen un valor nutricional menor, además de una tendencia a desregular la producción de ciertas hormonas. Por lo tanto, es preferible evitar los alimentos procesados (refrescos, galletas, dulces...) en general, aunque hay que admitir que estos últimos son agradables al paladar.

La glucosa y la fructosa no son los únicos carbohidratos simples presentes en nuestra alimentación, y si bien son los que deberíamos preferir, los demás no necesariamente deben ser eliminados de nuestra dieta diaria, aunque presenten menos beneficios nutricionales. Por ejemplo, la lactosa, presente en la leche, es menos eficaz como fuente de energía que la glucosa o la fructosa, sin mencionar que una gran mayoría de la población mundial es intolerante a ella [13]. Esto se debe a que al final de la infancia, nuestro cuerpo deja de producir progresivamente la enzima llamada lactasa, que nos permite asimilar la lactosa. El cese de la producción de lactasa se debe al cambio en los hábitos alimentarios en esta etapa, cuando los niños dejan de consumir leche materna y, por lo tanto, ya no tienen un aporte natural de lactosa, lo que hace que la producción de lactasa sea innecesaria [14].

Los carbohidratos complejos

Los carbohidratos complejos, como su nombre lo indica, tienen una estructura más compleja que los carbohidratos simples y se conocen como polisacáridos. Este término significa que son combinaciones de múltiples monosacáridos (una vez más, no necesariamente múltiples veces el mismo monosacárido). Comúnmente encontramos tres tipos en nuestra alimentación [15]:

• El glucógeno, que se encuentra en la carne y el hígado, lo cual es perfectamente lógico dado que es en estos lugares donde se almacena en el cuerpo, tanto en humanos como en animales. Recuerda, el glucógeno es la forma almacenada de los carbohidratos.

• El almidón, que es la reserva de carbohidratos de las plantas. Por lo tanto, es lógico encontrarlo principalmente en cereales, legumbres y tubérculos, pero también en ciertas frutas como el plátano. Está compuesto por dos polisacáridos llamados amilopectina y amilosa.

• Por último, las fibras, que son un caso especial porque el cuerpo no las asimila y por lo tanto no pueden servir como fuente de energía. Aun así, facilitan la digestión y contribuyen a protegernos contra la diabetes, las enfermedades cardiovasculares y algunos cánceres. Se encuentran principalmente en cereales y frutos secos (como el trigo, las lentejas o las nueces, por ejemplo).

Ejemplo de polisacárido: el glucógeno

Aunque las recomendaciones varíen según las fuentes, generalmente se acepta que los carbohidratos deben representar entre el 40% y el 50% de la ingesta alimentaria básica. No obstante, esta proporción puede variar cuando se adopta una dieta específica con miras a objetivos deportivos [16].

Los carbohidratos: 40% a 50% del aporte calórico base diario			
Variedades	Fuentes		Roles
Carbohidratos simples (glucosa, fructosa...)	Buenos	Frutas, zumos de fruta	Fuente de energía a corto plazo
	Malos	Galletas, dulces, refrescos	
Almidón	Cereales, legumbres, tubérculos, ciertas frutas (plátano...)		Fuente de energía a largo plazo
Glucógeno	Carne, hígado		Fuente de energía a largo plazo
Fibra	Cereales, frutos secos, ciertas frutas y verduras		Ayuda a la digestión, protección contra la diabetes

Resumen de las características de los carbohidratos

Los lípidos

El término «lípido» generalmente se refiere a las grasas, también llamadas «grasas corporales». Hay tres tipos en nuestra alimentación: los ácidos grasos, que representan aproximadamente el 90% de la ingesta de lípidos, los fosfolípidos y el colesterol, que juntos constituyen el 10% restante [17].

Estos nutrientes han tenido durante mucho tiempo una imagen negativa en la cultura popular y, en muchos aspectos, todavía sufren de esta percepción hoy en día, debido a que las reservas de lípidos en el cuerpo se encuentran principalmente en los tejidos adiposos subcutáneos (las reservas de grasa debajo de la piel). Su funcionamiento es simple: los tejidos adiposos están formados por células elásticas llamadas adipocitos que pueden almacenar los lípidos en forma de triglicéridos y liberarlos en el cuerpo cuando sea necesario.

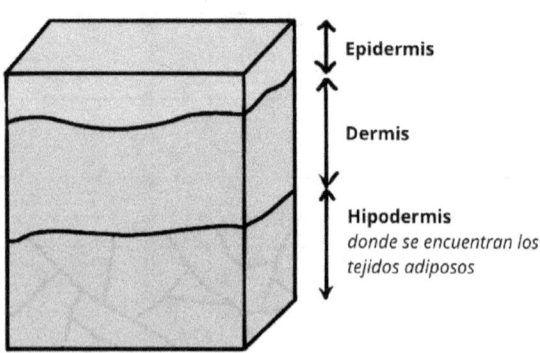

Localización de los tejidos adiposos

Durante un esfuerzo de intensidad moderada y prolongado en el tiempo, las reservas de glucógeno del cuerpo se agotan gradualmente, lo que reduce la glucemia (el nivel de glucosa en sangre). En ese momento, el cuerpo necesita un sustrato energético alternativo para evitar que la glucemia caiga a un nivel crítico. Aquí es donde intervienen los lípidos: bajo control hormonal, los tejidos adiposos liberan triglicéridos que son transportados hasta los músculos para servir como fuente de energía. Cada gramo de lípidos transportado de esta manera permite generar 8 Kcal de energía.

La asociación entre el consumo de grasas y la idea de aumentar de peso ha dado lugar a una variedad de dietas «sin grasas», algunas de las cuales tienen efectos perjudiciales para la salud de las personas que las siguen. De hecho, los lípidos desempeñan varias funciones necesarias para el funcionamiento de los diferentes mecanismos fisiológicos del cuerpo. Tomemos, por ejemplo, la vitamina D, cuya presencia es necesaria para que el calcio se fije en los huesos. Resulta que esta vitamina es liposoluble, es decir, no puede ser transportada en el organismo sin lípidos. Por lo tanto, puedes consumir todo el calcio que quieras, pero si no ingieres lípidos, no servirá de nada [18].

El colesterol

El colesterol es un lípido cuyas funciones son sorprendentemente poco conocidas para el público en general. Forma parte de la composición de la membrana de nuestras células, donde se sitúa entre los fosfolípidos, fluidificándola y creando puntos de anclaje para las proteínas funcionales [19]. Además, el colesterol es utilizado por el cuerpo para producir numerosas hormonas, especialmente las del eje gonadotrópico, como la progesterona o la testosterona, y para transportar otros nutrientes, como la vitamina D, por ejemplo.

A menudo se escucha hablar de colesterol «bueno» y «malo», sin saber realmente a qué se refiere... pero entonces, ¿qué es? Bueno, primero hay que saber que no existe el colesterol «bueno» o «malo», en realidad, el colesterol es tan solo un lípido. La forma en la que se mueve dentro del cuerpo puede variar y de ahí proviene la diferenciación. El colesterol no es soluble en sangre, por lo que necesita asociarse con una proteína para ser transportado a diferentes partes del organismo donde será utilizado, formando lo que se llama una lipoproteína [20].

Existen dos tipos de lipoproteínas, llamadas LDL (lipoproteínas de baja densidad) y HDL (lipoproteínas de alta densidad). Las LDL son comúnmente conocidas como el «colesterol malo», ya que tienden a adherirse a las paredes internas de los vasos sanguíneos. En grandes cantidades, esto conduce a una acumulación de colesterol en las arterias que tienen forma de placas y se llaman ateromas. Estas últimas son obstruidas y complican la circulación sanguínea. Por otro lado, las HDL no se adhieren a las paredes arteriales e incluso tienen la capacidad de degradar los ateromas, capturando el colesterol que contienen para transportarlo al hígado, donde será procesado. Entonces, en realidad, cuando hablamos del «colesterol bueno», nos referimos a las HDL.

En resumen, la actitud adecuada hacia el colesterol no es evitarlo, sino maximizar la cantidad de HDL tanto como sea posible, al tiempo que se minimiza la cantidad de

LDL en el organismo. Para lograr esto, es necesario comprender qué origina la formación de cada uno de los dos tipos de transportadores. Lamentablemente, la genética desempeña un papel importante en su determinación y no es posible influir en este factor. Algunas personas tienen una predisposición natural a generar más LDL [21]. También hay otros factores que entran en juego en menor medida: el sobrepeso, fumar y los trastornos de la tiroides tienden a aumentar la proporción de LDL. Desde el punto de vista alimentario, el tipo de ácidos grasos (el próximo lípido estudiado en este capítulo) que se consumen también tiene un impacto significativo en la determinación del tipo de transportadores de colesterol.

El nivel de colesterol en sangre debe estar ligeramente por debajo de 2 g/L (gramos por litro de sangre), distribuidos idealmente en 1,6 g de LDL y 0,4 g de HDL [22]. Para conocer tu nivel de colesterol, el método más simple es realizar un análisis de sangre. Si este último revela que el nivel de colesterol es demasiado alto (se habla entonces de hipercolesterolemia), es preferible limitar el consumo de alimentos ricos en colesterol. En caso contrario, es decir, menos de 1,5 g/L, se puede considerar aumentar su consumo. Sin embargo, este caso, llamado hipercolesterolemia, es bastante raro, ya que el colesterol es producido naturalmente por el cuerpo en el hígado, además de estar bien representado en las dietas europeas. La mayoría de las hipercolesterolemias registradas corresponden a efectos secundarios de un medicamento o son causadas por una enfermedad [23]. En este caso, es preferible cambiar de medicamento o tratar directamente la enfermedad que está causando la hipercolesterolemia, además de llevar una alimentación saludable.

Los alimentos que contienen colesterol son numerosos. De hecho, se encuentra en todos los productos que contienen grasas de origen animal. El desafío no es encontrar colesterol, sino favorecer los productos cuyas grasas no impliquen un aumento significativo de LDL. Según este criterio, las fuentes más saludables de colesterol son los mariscos, las vísceras y, especialmente, la yema de huevo.

Los ácidos grasos

La mayoría de los lípidos contenidos en nuestra alimentación son ácidos grasos. Aunque el término «ácido» pueda tener una connotación algo... corrosiva en la mente de la mayoría de las personas, no todos los ácidos son productos químicos peligrosos. Tomemos por ejemplo el ácido ascórbico: no es más que el nombre científico de la vitamina C, que es extremadamente importante para el cuerpo humano. Bueno, con los ácidos grasos es lo mismo, su presencia en el organismo es vital. Ya que este último no es capaz de sintetizarlos por sí mismo en la cantidad que necesita, es necesario asegurar un aporte exógeno de ácidos grasos a través de la alimentación.

En general, los diferentes ácidos grasos tienen funcionalidades comunes: desempeñan un papel en la composición del organismo, y más específicamente en la constitución de la membrana celular [24]. En consecuencia, tienen un impacto en la calidad y elasticidad de la piel, ya que esta última está compuesta por estas células. Más preocupante aún, sirven como precursores de numerosas hormonas e incluso intervienen en el funcionamiento del sistema inmunológico.

Cabe destacar que existen varios tipos de ácidos grasos, que se clasifican en tres categorías según el número de dobles enlaces presentes en su molécula entre átomos de carbono. No hay de qué preocuparse si no tienes un gran conocimiento de química, no es muy complicado de entender. La molécula de un ácido graso está compuesta por átomos de carbono (C), hidrógeno (H) y oxígeno (O) que están unidos entre sí. Cada átomo de carbono puede estar enlazado cuatro veces, por lo que potencialmente puede estar enlazado a otros cuatro átomos, pero también puede tener dos enlaces con diferentes átomos y un «doble enlace» con un tercer átomo. El número de estos dobles enlaces va a definir la naturaleza de un ácido graso y, por lo tanto, sus efectos en el organismo. Si no hay ningún doble enlace, el ácido graso se denomina «saturado»; si solo hay uno, se llama «monoinsaturado», y si hay dos o más, se califica de «poliinsaturado».

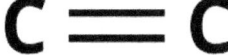

Doble enlace entre dos átomos de carbono

<u>Los ácidos grasos saturados</u>

La molécula de ácido graso saturado no tiene ningún doble enlace C=C en su cadena de carbono, es decir, que cada átomo de carbono lleva tantos átomos de hidrógeno como sea posible (el doble enlace O=C que ves a la izquierda de la imagen no cuenta, ya que corresponde al grupo carboxilo, que da la cualificación de ácido a la molécula).

$$O=C(OH)-CH_2-CH_2-\cdots-CH_2-CH_3$$

Ácidos grasos saturados: ninguna doble unión en la cadena carbonada

Se trata de la forma de grasa que se encuentra principalmente en los alimentos de origen animal: está presente en la carne, los productos lácteos, pero también en ciertas grasas de origen vegetal, como el aceite de palma que contiene sorprendentemente más del 60%.

Aparte de su papel como sustrato energético durante esfuerzos prolongados donde las reservas de glucógeno ya no son suficientes para abastecer al organismo, los ácidos grasos saturados son en general perjudiciales para el cuerpo humano. Tienen el efecto de aumentar la cantidad de colesterol LDL [25], lo que es bastante problemático ya que los alimentos ricos en ácidos grasos saturados suelen ser también ricos en colesterol. Además de esto, tienen un efecto inflamatorio en el organismo y son uno de los principales factores de enfermedades cardiovasculares en caso de consumo excesivo [26]. Pero, resulta que casi todos tenemos un consumo excesivo de ácidos grasos saturados, debido a la dieta europea rica en productos lácteos y carne, sin mencionar los alimentos industriales que utilizan el aceite de palma para reducir los costes de producción.

Para un funcionamiento óptimo del cuerpo, es necesario limitar al máximo la cantidad de ácidos grasos saturados en tu alimentación. Técnicamente hay un umbral por debajo del cual su falta puede ser perjudicial para tu cuerpo, pero su abundancia en los alimentos que consumimos hace que este umbral sea prácticamente inalcanzable.

Los ácidos grasos monoinsaturados

Si un ácido graso tiene un único doble enlace carbono-carbono en su molécula, se dice que es monoinsaturado.

solo una doble unión

Ácidos grasos monoinsaturados: solo una doble unión en la cadena carbonada

El ácido graso monoinsaturado más común es el ácido oleico, conocido como omega-9. Se encuentra en aceites vegetales, especialmente en los de colza y oliva, que lo componen en gran parte. También se encuentra en frutos secos y ciertos pescados, como el arenque.

A diferencia de los ácidos grasos saturados, los monoinsaturados no solo disminuyen el nivel de colesterol LDL, sino que también aumentan el de colesterol HDL [24]. Así que, está bien consumir un alimento rico en colesterol y aceite vegetal durante la misma comida, ya que estos últimos no contienen colesterol. Además de su efecto sobre el colesterol y las funciones comunes de los diferentes lípidos (constitución celular y sustrato energético), los ácidos grasos monoinsaturados contribuyen al funcionamiento del cerebro y el sistema nervioso, reduciendo así el riesgo de tumores y enfermedades cardiovasculares [27].

Los ácidos grasos poliinsaturados

Cuando un ácido graso tiene al menos dos enlaces dobles en su molécula, se considera poliinsaturado.

Varias dobles uniones

Ácidos grasos poliinsaturados: varias dobles uniones en la cadena de carbono

Principalmente encontramos dos ácidos grasos poliinsaturados en nuestra alimentación: el ácido linoleico (también conocido como omega-6), así como los omega-3, que incluyen el ácido alfa-linolénico (la forma de omega-3 que se encuentra en las plantas), el ácido docosahexaenoico y el ácido eicosapentaenoico, ambos presentes en productos del mar [24]. Podemos encontrar el omega-6 en grandes cantidades en los aceites de girasol, de oliva, y en cantidades más moderadas en los aceites de maíz y de colza. Los omega-3, por otro lado, se encuentran en los aceites de colza y de nuez, así como en pescados grasos como el salmón, la caballa o la sardina.

El efecto de estos ácidos grasos en el colesterol es un poco menos interesante que el de los ácidos grasos monoinsaturados, ya que reducen los niveles de colesterol LDL, pero también de colesterol HDL. Aun así, siguen siendo necesarios para el funcionamiento del cuerpo y, por lo tanto, deben integrarse en nuestra alimentación, al igual que los otros ácidos grasos insaturados. Una buena proporción entre los omega-3 y los omega-6 (respectivamente 1:3, aunque esta proporción se ha cuestionado bastante) permite limitar considerablemente el riesgo inflamatorio, especialmente el relacionado con los ácidos grasos saturados. Por último, los ácidos grasos poliinsaturados contribuyen a regular la presión arterial y ayudan en la coagulación en caso de herida [28].

Los fosfolípidos

Más fáciles de entender que los ácidos grasos y el colesterol, los fosfolípidos están compuestos por una molécula llamada glicerol, unida a dos ácidos grasos y a lo que se denomina como «grupo fosfato», de ahí su nombre (fosfo-lípidos). Esto les da una forma de esfera con dos colas (siendo las colas los ácidos grasos) [29].

En cuanto a su función, los fosfolípidos sirven principalmente para constituir las membranas celulares, afectando su estructura y fluidez. También es importante destacar que varios estudios han mostrado que juegan un papel importante en el metabolismo de los aminoácidos, de los que hablaremos más adelante [30].

Es posible que lo que acabas de aprender sobre los diferentes tipos de lípidos haya alterado tu percepción sobre estos macronutrientes. Tal vez hasta ahora tenías una imagen muy negativa de los lípidos, e incluso la creencia de que sería bueno eliminarlos por completo para tener una alimentación saludable. Como habrás entendido, el enfoque correcto no es descartar el consumo total de lípidos. Entonces, ¿en qué proporción es bueno consumirlos?

Como se mencionó anteriormente, si bien la privación total de lípidos es perjudicial para la salud, un consumo excesivo tampoco parece ser beneficioso. Por lo tanto, es importante tener al menos una idea de las proporciones en las que consumirlos para mantenerse en forma, y esto para cada tipo de lípidos. Por supuesto, las cantidades de nutrientes necesarias para el funcionamiento de tu cuerpo varían según varios criterios, como tu edad o nivel de actividad física. Así que, hay que evaluar las necesidades teniendo en cuenta el porcentaje del aporte total necesario, que a su vez depende de ti.

En cuanto al colesterol, se produce naturalmente por nuestro cuerpo en el hígado, por lo que no es primordial aportarlo en grandes cantidades a través de la alimentación, pero generalmente se recomienda no exceder los 300 mg/día (miligramos por día). Cuando consumas colesterol, házlo al mismo tiempo que consumas ácidos grasos insaturados en lugar de saturados para favorecer los HDL sobre los LDL.

En cuanto a los ácidos grasos, se recomienda consumir diariamente entre un 15% y un 20% de omega-9, un 4% de omega-6 y un 1% de omega-3. Los ácidos grasos saturados deben minimizarse en la medida de lo posible: incluso si buscas deshacerte de ellos por completo, siempre habrá un poco en tu alimentación cuando consumas carne. Por lo tanto, es importante tratar de consumirlos lo menos posible, siendo el límite superior tolerable alrededor del 12% de tu ingesta total. Por último, se recomienda obtener aproximadamente un 2% de su ingesta energética en fosfolípidos sobre una base diaria [31].

Los lípidos: 30% a 40% del aporte calórico diario base			
Variedad	Fuentes	Roles	Aporte diario
Colesterol	Grasas de origen animal, yema de huevo	Composición de la membrana celular Precursor hormonal Funcionamiento de las células	máximo 300 mg
Ácidos grasos saturados	Grasas de origen animal, productos lácteos, ciertos aceites vegetales (palma, coco...)	Favorece el "colesterol malo", posible fuente de energía	Tan bajo como sea posible, máximo 12% del aporte energético
Ácidos grasos monoinsaturados	Aceites vegetales (colza, oliva...)	Favorece el "colesterol malo", posible fuente de energía	15% a 20% del aporte energético
Ácidos grasos poliinsaturados	Productos del mar (omega 3), aceites vegetales	Reducción del "colesterol malo" Antiinflamatorio Presión arterial, coagulación	Omega 3: 1% Omega 6: 4% del aporte energético
Fosfolípidos	Productos del mar	Membrana celular, metabolismo de los aminoácidos	2% del aporte energético

Resumen de las características de los lípidos

Las proteínas

La tercera categoría de macronutrientes, las proteínas, comúnmente llamadas proteínas debido a un abuso del lenguaje, tienen una composición química ligeramente diferente a los lípidos y los carbohidratos. En realidad, en sus moléculas hay azufre y nitrógeno, además de carbono, oxígeno e hidrógeno. A menudo se confunden los términos proteínas, péptidos y aminoácidos. El término «proteína» es la denominación general de esta categoría de nutrientes.

Una proteína está formada por la combinación de varios aminoácidos, que son moléculas de ácido carboxílico con un grupo amino (un átomo de nitrógeno unido a dos átomos de hidrógeno) y una cadena lateral variable, cuya composición define la naturaleza del aminoácido. Se dan nombres diferentes a las proteínas según el número de aminoácidos que componen su estructura: las cadenas de menos de diez aminoácidos se llaman «péptidos», las de menos de cincuenta aminoácidos se llaman «polipéptidos» y las de más de cincuenta aminoácidos se llaman proteínas [32].

Los proteínas	
Número de aminoácidos	Denominación
1	Aminoácido
<10	Péptido
<50	Polipéptido
>50	Proteína

Resumen de los diferentes tipos de proteínas

Concentradas principalmente en el hígado y los músculos, las proteínas representan un poco más de la décima parte de la masa corporal de un ser humano. Al igual que otros macronutrientes, tienen la capacidad de ser utilizadas como sustrato energético, pero esto ocurre solo en etapas tardías del esfuerzo físico, ya que en primer lugar se encuentran los carbohidratos, y luego los lípidos cuando el esfuerzo físico se prolonga, que proporcionan energía al cuerpo. En el caso de un esfuerzo físico que continúa cuando las reservas de lípidos en los tejidos adiposos ya están agotados, los músculos comienzan a reciclar sus propias proteínas y a convertirlas en energía a una tasa de 4 kcal por gramo, para proporcionar energía a pesar de la disminución de las reservas de lípidos [33]. Este es un mecanismo conocido como autofagia (del griego αυτο: «uno mismo», y φαγειν «comer»), un término que significa, cuando se refiere a un músculo, que se consume a sí mismo para funcionar. Este mecanismo no es beneficioso para el organismo, ya que el catabolismo de las proteínas provoca un aumento significativo de amonio, urea y ácido úrico en el cuerpo. En caso de acumulación excesiva de estos desechos, los riñones, cuya función es eliminarlos, disminuyen su eficacia.

El uso de proteínas con fines energéticos es relativamente raro, pero generalmente desempeñan un papel completamente diferente en el organismo. Por lo tanto, no es necesario hacer ejercicio durante el día para necesitar consumir estos macronutrientes. Se catabolizan alrededor de 400 gramos de proteínas de manera natural cada día, de las cuales tres cuartas partes son resintetizadas (esto se llama recambio proteico) y la cuarta parte restante se excreta en la orina [34]. Este consumo se explica por las diversas funciones que desempeñan las proteínas en el organismo además de la aportación de energía:

• A una escala muy pequeña, el tejido muscular está compuesto por filamentos de actina y miosina que «se deslizan» unos sobre otros para permitir la contracción muscular. La actina y la miosina son proteínas, y la fricción asociada con su funcionamiento desgasta los filamentos, que luego deben ser reformados, lo que es posible gracias a la ingesta de proteínas [35].

• Además del tejido muscular, las proteínas desempeñan un papel en la renovación de la piel, los huesos y los anexos cutáneos.

• También participan en la composición de enzimas (incluyendo las digestivas), la hemoglobina, la mioglobina y las inmunoglobulinas, contribuyendo así al fortalecimiento del sistema inmunitario. También participan en la formación de hormonas polipeptídicas, como la insulina.

Entonces, ¿cómo sintetiza el cuerpo los diferentes péptidos y proteínas que necesita a partir de la ingesta de proteínas en la alimentación? Recuerda, los péptidos y las proteínas son cadenas de aminoácidos, y el número y la naturaleza de los aminoácidos presentes en la cadena definen su función. La síntesis de tales cadenas ocurre dentro de las células, en el citoplasma, durante un fenómeno llamado síntesis de proteínas. La creación de péptidos y proteínas está determinada por el ADN, que está contenido en el núcleo de la célula. El núcleo de la célula y su citoplasma no se comunican directamente, por lo que se necesita un «relevo de información» entre los dos: ese es el papel que cumple lo que llamamos ARN mensajero. En algunos casos, se producen errores en este proceso, lo que conduce a enfermedades más o menos graves. Por ejemplo, un fallo en el gen que permite la síntesis de hemoglobina da lugar a la drepanocitosis [36].

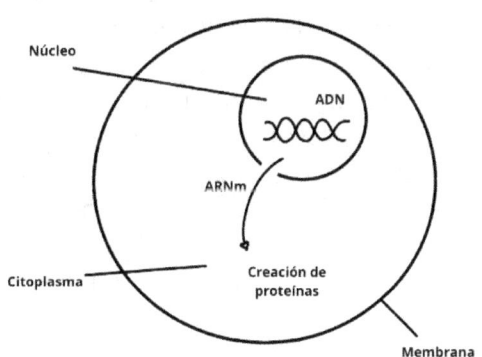

Funcionamiento del ARN mensajero

Dentro de una célula, la actividad de síntesis proteica depende principalmente de dos factores. El primero corresponde a las necesidades puntuales del cuerpo según su actividad. Por ejemplo, si acabas de hacer ejercicio, los filamentos de actina y miosina de tus músculos han sido degradados, y la síntesis proteica tiende a aumentar para reformarlos [35]. El segundo factor es la disponibilidad de los aminoácidos necesarios para la formación de péptidos y proteínas: si tus células no tienen los aminoácidos adecuados a su disposición, no pueden sintetizar mucho. Por lo tanto, es importante tener un buen aporte de proteínas para suministrar aminoácidos variados a las células, ya que no todos pueden ser sintetizados por el organismo.

En nuestra alimentación encontramos aminoácidos que el cuerpo humano puede sintetizar por sí mismo bajo ciertas condiciones: arginina, cisteína, serina, tirosina y glutamina. Se denominan «semiesenciales» porque aunque son necesarios para el funcionamiento del cuerpo, su ausencia en la alimentación no es dramática. Aquí radica la diferencia entre los aminoácidos semiesenciales y la segunda categoría, es decir, los aminoácidos esenciales. El término «esencial» puede ser confuso, ya que podría pensarse que los otros no lo son. En realidad, todos son vitales para nuestro organismo, pero este último es perfectamente incapaz de sintetizar los aminoácidos considerados «esenciales» por sí solo. Esta categoría incluye valina, leucina e isoleucina, que comúnmente se conocen como BCAA (aminoácidos de cadena ramificada), así como triptófano, lisina, fenilalanina, treonina, histidina y metionina. Finalmente, existe una tercera categoría que incluye los aminoácidos que nuestro cuerpo puede sintetizar más fácilmente, y por lo tanto se llaman aminoácidos no esenciales. Esta categoría incluye glicina, prolina, alanina, asparagina, ácido aspártico y ácido glutámico [37].

Aminoácidos esenciales	Aminoácidos semiesenciales	Aminoácidos no esenciales
Valina	Arginina	Glicina
Leucina	Cisteína	Prolina
Isoleucina	Serina	Alanina
Triptófano	Tirosina	Asparagina
Lisina	Glutamina	Ácido aspártico
Fenilalanina		Ácido glutámico
Treonina		
Histidina		
Metionina		

Resumen de los aminoácidos esenciales, semi esenciales y no esenciales.

Se pueden encontrar los diferentes aminoácidos en los alimentos que componen nuestras comidas, con una composición y proporciones variables. Aunque las proporciones de los aminoácidos no se indican en las etiquetas de los productos que compramos, existe un indicador que permite evaluar la calidad de las proteínas presentes en un alimento. Se trata del valor biológico, comúnmente conocido como VB, que tiene en cuenta el número de aminoácidos esenciales, su proporción y cantidad. Como referencia se utiliza el valor biológico del huevo de gallina, que es igual a 100, pero es posible superar este puntaje con combinaciones de varios alimentos [38]. Cabe destacar que cuanto mayor sea el valor biológico de un alimento, menos necesario será consumirlo para alcanzar un aporte diario satisfactorio.

alimento	valor biológico
huevo	100
leche	91
pescado	83
carne de vaca	80
pollo	79
Soja	74
cerdo	74

Valor biológico de las principales fuentes de proteínas

Como se indica en el cuadro resumen anterior, los productos de origen animal tienden a tener un valor biológico superior a los alimentos que contienen proteínas vegetales. Esto se debe a la falta de ciertos aminoácidos esenciales en estos últimos (llamados «factores limitantes»). Esta situación puede plantear problemas en la alimentación a vegetarianos y veganos si no se tiene en cuenta, pero se puede remediar asociando varios productos diferentes. Por lo tanto, una amplia variedad de proteínas vegetales (almendras, lentejas, quinoa, espirulina, entre otros) permite compensar las deficiencias de aminoácidos de un alimento combinándolo con otro.

Otro punto importante es que las carnes no son los únicos alimentos que tienen un alto valor biológico. Es necesario consumir diferentes tipos de pescados, así como proteínas vegetales, incluso si no eres vegetariano o vegano. La diversificación de los alimentos ricos en proteínas no solo tiene en cuenta la complementariedad de los aminoácidos, sino que también tiene otros beneficios nutricionales. Por ejemplo, el salmón tiene un valor biológico de 83, un poco menos que el huevo con su valor biológico de 100, pero el salmón contiene ácidos grasos insaturados, especialmente omega-3, que a menudo son deficientes en nuestra alimentación, así como micronutrientes como el yodo, en cantidades interesantes. De todas formas, es importante tener en cuenta que no conviene consumir salmón con demasiada frecuencia, y mucho menos pescados situados en lo alto de la cadena alimentaria (dos o tres comidas por semana son suficientes), ya que pueden contener cantidades bastante elevadas de metales pesados, que resultan dañinos si se ingieren en grandes cantidades.

Respecto a las cantidades de proteínas que se deben consumir diariamente, se recomienda una ingesta de 0,83 gramos por kg de peso corporal diariamente según la ANSES (Agencia Francesa de Seguridad y Salud Alimentaria, Ambiental y Ocupacional) [34], pero esta cifra aumenta proporcionalmente cuando se hace deporte (entre 1,2 y 1,4 gramos por kg de peso corporal los días de entrenamiento), ya que los aminoácidos que contienen sirven para reconstruir las fibras musculares dañadas por la actividad física. Nuestro organismo solo puede asimilar alrededor de treinta gramos por comida. Esto significa que no es necesario consumir porciones demasiado grandes de alimentos proteicos en una sola vez, sino que es mejor distribuir su ingesta en las diferentes comidas del día.

Tomemos el ejemplo de una joven patinadora de 45 kilos. Si no hace deporte durante un día, necesitará 37,35 gramos (45 x 0,83) de proteínas durante ese día. Dado que esta cifra es solo ligeramente superior a los 30 gramos asimilables en una vez, no sería un problema que los consumiera en una sola vez, aunque sigue siendo preferible distribuirlos en varias comidas.

Ahora, en el caso de que esta misma patinadora realice un entrenamiento intensivo sobre hielo durante el día, sus necesidades aumentarían de 0,83 a aproximadamente 1,4 gramos por kg de peso corporal, es decir, un total de 63 gramos. En este caso, sería poco razonable concentrar la ingesta de proteínas en una sola comida, ya que sería el doble de lo que su cuerpo puede asimilar en una sola vez. Lo ideal sería distribuir la ingesta de proteínas entre el almuerzo y la cena para alcanzar aproximadamente 30 gramos para cada una de estas comidas.

Un exceso eventual de proteínas no es realmente beneficioso para nuestro organismo, pero tampoco es benigno. Un aumento de las proteínas no asimiladas conlleva mecánicamente un aumento de los desechos nitrogenados (ya que estas moléculas contienen nitrógeno). Esto genera una mayor demanda de eliminar estos desechos por parte de los órganos encargados de este proceso, tales como el hígado y los riñones, que tienden a desgastarse cuando se los somete a un exceso de trabajo [39].

Las proteínas: aporte diario de aproximadamente 0,83 g por kilogramo			
Variedad	número de aminoácidos	fuentes	Roles
aminoácidos	1	Carnes: pollo, carne de vaca, cerdo...	Composición de los músculos, la piel, los huesos, las estructuras pilosas, las enzimas, la hemoglobina y algunas hormonas. Fortalecimiento del sistema inmunológico. Fuente de energía en caso de agotamiento de otros sustratos energéticos.
péptidos	<10	Productos de origen animal: huevos, productos lácteos...	
polipéptidos	<50	Productos del mar: salmón, calamar, caballa...	
proteínas	>50	Proteínas vegetales: soja, tofu, espirulina...	

Resumen de las características de las proteínas

El agua

A menudo considerada como un nutriente aparte, el agua puede ser considerada de cierta manera como un macronutriente. Esta distinción se debe al hecho de que el agua no representa una fuente de energía como los otros tres macronutrientes. No obstante, forma parte del cuerpo humano en un 65% de su materia, lo que demuestra su importancia. La capacidad de nuestro organismo para almacenar agua es muy limitada y es por esto que en el caso de que se dejara de alimentarse y beber, sería la falta de agua la que mataría a un ser humano primero.

Es importante saber que el organismo pierde entre 1,7 y 2,4 litros de agua por día para que el cuerpo funcione a un ritmo sedentario, es decir, sin hacer ejercicio. Por otro lado, las pérdidas de agua aumentan de 1 a 2 litros por hora cuando se hace deporte debido al aumento de la sudoración en comparación con su nivel normal, dependiendo de la intensidad del esfuerzo y las condiciones de la práctica deportiva [40]. Por ejemplo, una sesión de entrenamiento de patinaje recreativo, con una intensidad moderada y una temperatura fresca, no provocará el mismo aumento en las pérdidas de agua que un maratón en pleno calor.

Incluso sin hacer deporte, una parte de las pérdidas de agua se deben a la sudoración, alrededor de medio litro al día. También hay una pérdida de agua a través de la orina y las heces, entre 0,75 y 1,5 litros en total por día. Finalmente, los pulmones eliminan aproximadamente 0,4 litros de agua al día en su funcionamiento [40].

Origen de la pérdida de líquidos		Pérdida de líquidos
Pérdidas de líquidos basales	Funcionamiento de los pulmones	0,4L / día
	Heces, orina	0,75L a 1,5L / día
Práctica deportiva		1L a 2L / hora de deporte

Resumen de las pérdidas de líquidos diarias

Si las pérdidas de agua se vuelven demasiado importantes sin un aporte de agua para compensarlas, rápidamente surgen problemas en el funcionamiento del organismo: desde un 1% de pérdida de agua no compensada, las capacidades cognitivas comienzan a disminuir gradualmente. A partir del 2%, la resistencia física se deteriora y las primeras reducciones en la fuerza aparecen alrededor del 4% solamente [41]. Por lo tanto, es primordial compensar estas pérdidas con un aporte regular de agua, especialmente durante la actividad física, así que no esperes hasta el final de tu sesión de ejercicio para beber agua. El agua que bebes durante tus entrenamientos ayuda a mantener el equilibrio hídrico al compensar las pérdidas, y el exceso de agua se elimina en la orina, lo que facilita la eliminación de los desechos nitrogenados y evita la formación de cristales de ácido úrico.

El papel del agua en el organismo

El agua cumple varias funciones dentro del organismo, comenzando por que esta compone la gran parte de otros elementos. En efecto, el agua es el principal componente de las células y los diferentes órganos del cuerpo humano. Por ejemplo, los pulmones están compuestos de un 78% de agua, el cerebro de un 76% y el corazón de un 79%. Además, desempeña varios roles en los procesos fisiológicos, incluido el transporte de ciertos micronutrientes, la facilitación del proceso digestivo y la eliminación de desechos [40]. Si estos roles no se ven muy afectados por la actividad física, hay una función del agua que está directamente relacionada con ella: la regulación térmica del cuerpo humano.

Cuando haces ejercicio, y en general cuando realizas un esfuerzo físico (como levantar algo pesado o correr para llegar a tiempo al autobús), esto se traduce en una serie de contracciones musculares. Para ello, las células de tus músculos utilizan una molécula llamada adenosín trifosfato (comúnmente abreviada como ATP), que se encuentra naturalmente en las células musculares y puede sintetizarse según sea necesario a partir de diferentes macronutrientes, preferiblemente los carbohidratos. El papel de la ATP es proporcionar energía, lo que permite que los músculos se contraigan. Este proceso solo genera entre un 20% y un 25% de energía mecánica utilizable en la contracción muscular, frente a un 75% a un 80% de energía emitida en forma de calor [42].

Si el cuerpo no hiciera nada para eliminar el calor generado de esta manera, su temperatura aumentaría aproximadamente 1°C cada 6 minutos, lo que tendría un efecto catastrófico sobre la homeostasis. Si has tenido fiebre recientemente, probablemente puedas imaginarte lo mal que te sientes cuando la temperatura corporal aumenta solo unos pocos grados. Por lo tanto, es necesario eliminar el calor emitido por los músculos hacia el exterior del cuerpo, lo que se hace en dos etapas: primero, el calor se transporta desde los músculos hasta la piel a través de la sangre, que actúa como conductor térmico a través de los capilares. En segundo lugar, el calor se elimina a través de la piel mediante un proceso llamado termólisis. Este último proceso implica un aumento de la sudoración. Así, cuando tu organismo expulsa un litro de sudor, puede eliminar 600 kcal de calor [43], y es debido a este mecanismo que utilizamos más agua almacenada durante el ejercicio físico.

Para asegurarte de no sufrir los efectos negativos de la deshidratación, es importante beber pequeños sorbos de agua regularmente en lugar de grandes cantidades de agua separadas en el tiempo, idealmente sin esperar a sentir sed. Y es que la sensación de sed no es más que el síntoma de un inicio de deshidratación de tu cuerpo. Bromas aparte, si tu entrenador te prohíbe beber cuando tienes sed, cámbialo o regálale este libro... y en caso de que te hayan regalado este libro por esta razón, te perdonamos.

Capítulo 2
Los micronutrientes

Ahora vamos a hablar sobre la segunda categoría de nutrientes presentes en los alimentos que consumimos, los micronutrientes. Como se explicó anteriormente en el libro, esta denominación proviene de la cantidad de estos elementos en los alimentos, que es significativamente inferior a la de los macronutrientes. Por ejemplo, cuando comes un kiwi de 69 g (la fruta, no el pájaro), ingieres, entre otras cosas, 10,1 g de carbohidratos (macronutriente), que representan el 14,6% del peso del kiwi, pero también 17,2 mcg de ácido fólico, o vitamina B9 (micronutriente), que corresponden al 0,000025% de su peso [44].

Además de la diferencia en cuanto a su concentración, los micronutrientes también se distinguen por el hecho de que no pueden ser utilizados como fuente de energía por el cuerpo, lo cual es coherente ya que son muy pocos. Incluso si el cuerpo pudiera sintetizar la ATP a partir de los diferentes micronutrientes, un día entero de ingesta de cualquiera de ellas probablemente no sería suficiente ni siquiera para levantar un brazo. Estos nutrientes están limitados a cumplir un papel fisiológico y estructural en el organismo, pero no por eso son menos importantes. Una deficiencia en un solo micronutriente puede provocar efectos adversos en cadena, como se menciona en la anécdota de la introducción del libro sobre el yodo y el cretinismo.

Una deficiencia en cualquier micronutriente, además de los efectos específicos que dependen del nutriente en cuestión, conlleva sistemáticamente varios efectos comunes, como una disminución del rendimiento del sistema inmunológico, un deterioro del sueño y un metabolismo más lento. Estos efectos, si se prolongan en el tiempo, suelen traducirse en una mayor vulnerabilidad a enfermedades y una mayor propensión a aumentar de peso (o a estancarse en caso de seguir una dieta particular).

Se distinguen cuatro categorías de micronutrientes: vitaminas, minerales, oligoelementos y polifenoles. Cada nutriente de cada categoría cumple funciones específicas. El cuerpo es capaz de sintetizar algunos por sí mismo, pero rara vez en cantidades suficientes. Es importante asegurar el suministro de los diferentes micronutrientes necesarios para nuestro organismo mediante una alimentación variada. En cuanto a las cantidades diarias necesarias, es imprescindible que hagamos referencia a la ingesta diaria óptima (IDO), una herramienta muy práctica que no debe confundirse con la ingesta diaria recomendada (IDR), que es una versión de la IDO influenciada por la industria, y cuyos valores pueden ser altamente modificados para favorecer la venta de ciertos productos.

Vitamina	IDR	IDO
B1	1,4 mg	50 mg
B2	1,6 mg	50 mg
B3	18 mg	190 mg
B5	6 mg	400 mg
B6	2 mg	10 a 20 mg
B8	200 µg	800 µg
B9	150 µg	300 µg
B12	1 µg	100 a 1000 µg
C	60 mg	1000 mg
A	800 µg	3500 µg
D	5 µg	300 a 10000 µg según la exposición al sol
E	10 µg	200 a 300 µg
K	100 µg	80 µg

Diferencia entre la IDO y la IDR para un adulto de 70 kg, en el caso de las vitaminas

En caso de deficiencia, es posible identificar con más o menos precisión el nutriente faltante en la alimentación mediante la observación de los síntomas. A partir de ahí, busca qué alimentos pueden compensar la falta y ajusta tus hábitos alimenticios para resolver el problema. Si tienes dudas, el método más eficaz sigue siendo consultar a un médico general, quien podrá orientarte con mayor precisión y hacerte un análisis de sangre si es necesario.

Las vitaminas

La primera categoría de micronutrientes y probablemente la más conocida son las vitaminas, compuestos orgánicos indispensables para el funcionamiento del cuerpo, de donde proviene precisamente su nombre. Actualmente se conocen trece de ellas. Con algunas excepciones, el cuerpo humano no puede sintetizarlas por sí solo, por lo que necesitas un aporte regular de cada una de ellas. Las vitaminas suelen designarse con letras, según el orden de su descubrimiento, excepto la vitamina B, que además, fue la primera en ser descubierta históricamente [45].

¿Conoces el beriberi? Es una enfermedad grave causada por una deficiencia de vitamina B1. Hizo estragos en Asia durante siglos sin que se conocieran sus causas. En 1912, el bioquímico Casimir Funk comprendió que la causa era una deficiencia de una sustancia que logró aislar y llamó «vitamina». Esta sustancia se encuentra en la cáscara del arroz, por lo que está ausente en el arroz blanco pero presente en el arroz integral. Así pues, las poblaciones que acostumbraban a consumir principalmente arroz blanco eran más propensas a contraer la enfermedad. Más tarde, la sustancia descubierta por Funk fue renombrada como «B hidrosoluble» y luego «vitamina B» (B por beriberi) [46].

Con el avance de la ciencia, los investigadores se dieron cuenta de que lo que se había definido como vitamina B en realidad contenía dos sustancias, que luego fueron llamadas «vitamina B1» y «vitamina B2». Estos nombres sugerían que todas las otras vitaminas descubiertas posteriormente se llamarían B3, B4, etc. Pero entre 1910 y 1930 se estudió otra vitamina. Esta última era diferente de las vitaminas conocidas hasta entonces, hasta el punto de no poder ser llamada B3, principalmente porque era liposoluble, a diferencia de las vitaminas B. Entonces recibió el nombre particularmente complicado de «vitamina A» (no creas que tiene un significado especial, los investigadores simplemente eligieron la primera letra del abecedario), y todas las demás vitaminas descubiertas posteriormente recibieron letras del abecedario o se nombraron bajo la nomenclatura «vitamina B + número de descubrimiento».

Hoy en día, conocemos trece vitaminas diferentes: A, B1, B2, B3, B5, B6, B8, B9, B12, C, D, E y K. Habrás notado que faltan las letras entre E y K en la lista, esto se debe a que las sustancias que tenían ese nombre fueron clasificadas erróneamente como vitaminas en el momento de su descubrimiento y perdieron esa clasificación posteriormente. Por ejemplo, esto sucedió con los omega-3 y omega-6 a los que se les denominó «vitamina F» por un tiempo, pero su capacidad para proporcionar energía hacía que esta clasificación fuera incoherente.

Para orientarnos mejor al hablar sobre todas estas vitaminas, las podemos clasificar en dos categorías: hidrosolubles y liposolubles. Esta distinción es importante, ya que un aporte de una vitamina específica no sirve de nada si no se consumen agua o lípidos al mismo tiempo, según su categoría. En el caso de las vitaminas hidrosolubles, esto no suele ser un problema, a menos que estés en una escuela de comercio y bebas exclusivamente alcohol (dos prácticas no recomendadas por el autor). En el caso de las vitaminas liposolubles, se necesita un aporte de lípidos para que puedan ser absorbidas por el organismo. Por ejemplo, si tienes la excelente idea de hacer una dieta sin grasas (otra práctica no recomendada por el autor), podrías comer docenas de frutas y tomar todos los suplementos vitamínicos A, D, E y K que quieras, pero aún así existirán deficiencias.

Las Vitaminas Hidrosolubles

Como se mencionó anteriormente, la categoría de las vitaminas hidrosolubles incluye las ocho formas de vitamina B y la vitamina C. Desafortunadamente, aunque a menudo se encuentran varias de estas vitaminas en un alimento, no existe ninguno que las contenga todas. En general, las vitaminas hidrosolubles se encuentran en frutas y verduras, así como en productos de origen animal en el caso de algunas vitaminas B [45] [47].

La vitamina B1

La vitamina B1, también conocida como «tiamina» (su nombre científico), desempeña dos funciones principales en el organismo. En primer lugar, favorece la metabolización de los diferentes macronutrientes y, por lo tanto, juega un papel indirecto en los aportes energéticos del cuerpo. También interviene en el sistema nervioso y favorece las facultades cognitivas (discernimiento, memorización y capacidad de concentración).

El problema con esta vitamina es que el cuerpo tiene dificultades tanto para almacenarla como para asimilarla, lo que hace que sea necesario consumirla diariamente. Se encuentra en gran medida en la levadura (hasta un 40%), pero también en frutos secos (especialmente la avellana), cereales, copos de avena y carne de cerdo. Esta vitamina es muy sensible al calor y no resiste bien la cocción de los alimentos, especialmente si se hierven. De hecho, las vitaminas hidrosolubles suelen perderse en el agua durante la cocción, ya que son solubles en ella. Otro punto importante es que el consumo de alcohol conduce a un uso excesivo de vitamina B1, lo que también puede provocar deficiencias.

En caso de deficiencia de vitamina B1, las funciones que este nutriente realiza no se cumplen, por lo que es lógico que aparezca una fatiga importante, así como trastornos de la memoria y el sueño. Si la deficiencia persiste, también se corre el riesgo de contraer beriberi.

La vitamina B2

La vitamina B2, o riboflavina, se utiliza para favorecer el metabolismo de los macronutrientes tal y como ocurre con la vitamina B1. También favorece la respiración celular y presenta beneficios para la vista y a la salud de la piel. Es una de las pocas vitaminas que se producen naturalmente en el cuerpo, más específicamente en la flora intestinal, pero en pequeñas cantidades. Por lo que tenemos que garantizar un consumo regular de esta vitamina.

La riboflavina se encuentra en la levadura, ciertas verduras (pepino, lechuga), carne roja, ciertos pescados (arenque y caballa) y frutos secos (almendras, avellanas). A diferencia de la vitamina B1, no es muy sensible al calor, a menos que cocine los alimentos con la función de «pirólisis» del horno. Además esta vitamina resiste bastante mal a la luz y también plantea el problema de la disolución en el agua de cocción inherente a las vitaminas hidrosolubles.

En caso de deficiencia de vitamina B2, pueden aparecer problemas en la piel (lesiones, eczema) y en los ojos (lagrimeo, molestias relacionadas con la luz), así como fatiga.

La vitamina B3

La niacina, o vitamina B3, desempeña las mismas funciones que la vitamina B1 (metabolismo energético y facultades cognitivas), así como un papel en el mantenimiento de la salud de la piel. El organismo la produce en pequeñas cantidades y tiene la ventaja de ser resistente tanto a la luz como al calor, por lo que solo es vulnerable a la cocción en agua.

La vitamina B3 se encuentra en peces de la parte alta de la cadena alimentaria (especialmente en el atún), carne y vísceras, levadura y algunos frutos secos (almendras). En caso de deficiencia, los síntomas son bastante variados: aumento de la sensibilidad de la piel al sol, hormigueo en manos y pies, pérdida de concentración, irritabilidad y, en casos de deficiencia grave, puede aparecer la enfermedad de la pelagra.

La vitamina B5

La vitamina B5 se utiliza principalmente en el metabolismo de las hormonas esteroides, la vitamina D y algunos neurotransmisores. También juega un papel importante en las facultades cognitivas y el sistema nervioso. Esta vitamina es vulnerable al calor y soluble en agua, por lo que es preferible evitar cocinar los alimentos que la contienen. Los alimentos en cuestión son levaduras, champiñones, yema de huevo, algunos frutos secos (anacardos, cacahuetes) y vísceras.

En caso de deficiencia, los síntomas son típicos de los alimentos que afectan las facultades cognitivas: fatiga, dolores de cabeza y a veces insomnio. También puede experimentarse una sensación de ardor en los pies en este caso. El aporte regular de vitamina B5 es aún más importante, ya que el cuerpo no puede sintetizarla por sí mismo.

La vitamina B6

La vitamina B6 en realidad incluye tres moléculas bastante similares: la piridoxina, el piridoxal y la piridoxamina. Esta vitamina tiene una amplia variedad de funciones en el organismo:

• Participa en la transformación del glucógeno contenido en el hígado en glucosa para que sea transportable por la sangre.

• Interviene en el sistema inmunológico, así como en la síntesis de glóbulos rojos junto con las vitaminas B9 y B12.

• Se comporta como un regulador hormonal y también ayuda a reducir la fatiga.

Es una molécula bastante resistente, excepto al agua, pero desafortunadamente el cuerpo no puede sintetizarla. Para compensar este problema, puede consumir pescados de la parte alta de la cadena alimentaria (salmón y atún), vísceras y legumbres. En caso de deficiencia de vitamina B6, los síntomas comunes incluyen inflamación de la piel y aumento de la fatiga. En casos más graves, pueden ocurrir convulsiones, en cuyo caso es primordial acudir directamente a un médico.

<u>La vitamina B8</u>

La vitamina B8, también conocida como biotina, es una excepción entre las vitaminas, ya que la flora intestinal parece ser capaz de sintetizarla en cantidades suficientes para satisfacer las necesidades del cuerpo. En cuanto a sus funciones, participa, al igual que la mayoría de las otras vitaminas B, en el metabolismo energético. También se encuentra en el mantenimiento de la piel, el cabello y el sistema nervioso.

Además de la producción natural de esta sustancia en el cuerpo, la vitamina B8 se encuentra en alimentos que contienen otras vitaminas. Además, es muy resistente al calor y a la luz, por lo que no hay riesgo de deficiencias, excepto en casos particulares como la anorexia, que debe tratarse antes de considerar específicamente la supresión de la deficiencia.

<u>La vitamina B9</u>

Después de una vitamina muy resistente, aquí hay una que no lo es en absoluto: el ácido fólico o vitamina B9 es sensible al agua, al calor, a la luz e incluso a la conservación. Se produce en pequeñas cantidades por el organismo, pero no lo suficiente para satisfacer tus necesidades. Esta vitamina juega un papel importante en la maduración de los glóbulos rojos, las funciones cognitivas, el sistema inmunológico y la fatiga. También es útil en la creación de tejidos durante el embarazo.

El ácido fólico se encuentra en verduras de hoja verde, levaduras, hígado de ternera y frutos secos. Excepto el hígado, debido a su sabor, es recomendable consumir estos alimentos crudos para no perder las valiosas vitaminas que contienen. En caso de deficiencia, los síntomas incluyen confusión, anemia megaloblástica, diarrea, e incluso depresión.

La vitamina B12

La última vitamina B, la B12 o cobalamina, sirve para mantener las funciones neuronales, la maduración de los glóbulos rojos, así como la síntesis de ADN y la división celular. Solo es sensible al agua y la luz, pero no se produce naturalmente en el cuerpo. Se encuentra principalmente en productos de origen animal (carne, vísceras, huevos, productos lácteos), pescados y mariscos. Por esta razón, las deficiencias de vitamina B12 aparecen más comúnmente en vegetarianos y veganos, quienes deben tomar suplementos alimenticios para evitar el desarrollo de deficiencias. Las deficiencias de cobalamina se manifiestan como déficits neurológicos y anemia megaloblástica.

La vitamina C

La vitamina C, o ácido ascórbico, tiene la particularidad de ser producida naturalmente por casi todas las plantas, así como por la mayoría de los animales, con la excepción de los humanos, mala suerte para nosotros. Solo es sensible a la cocción y a la exposición prolongada al aire libre de los alimentos que la contienen. En cuanto a sus funciones, la vitamina C ayuda a crear colágeno, que es necesario para mantener los vasos sanguíneos, los dientes, la piel y los huesos. También participa en la síntesis de hormonas, el sistema inmunológico y la cicatrización de heridas.

La vitamina C se encuentra principalmente en verduras y frutas, especialmente cítricos y bayas. En caso de deficiencia, puede aparecer una enfermedad llamada escorbuto, cuyos síntomas son bastante desagradables: caída de dientes, hemorragias internas, deformaciones óseas, entre otras cosas. De esta enfermedad proviene el nombre de ácido «ascórbico».

Las vitaminas Liposolubles

La vitamina A

La primera vitamina liposoluble, la vitamina A, en realidad agrupa la categoría de sustancias llamadas retinoides, cuyo compuesto más asimilable es el retinol, y se encuentran en carnes, pescados y productos de origen animal. A menudo se llama retinol a la vitamina A por un abuso del lenguaje. También se encuentran en la allmentación precursores de la vitamina A, es decir, sustancias a partir de las cuales el cuerpo produce vitamina A durante la digestión. Esta vitamina es vulnerable al aire y a la luz, pero resistente al calor y el cuerpo puede almacenarla durante mucho tiempo, lo que limita los riesgos de deficiencia.

La vitamina A ayuda a mantener la vista en buen estado, especialmente al permitir la producción de pigmentos en la retina. También desempeña un papel fundamental en la piel, el sistema inmunológico y el metabolismo del hierro. Las deficiencias, aunque raras, conducen a una disminución del rendimiento del sistema inmunológico y aumentan el riesgo de mortalidad en niños.

La vitamina D

La vitamina D, o más bien las vitaminas D, ya que en realidad son cinco moléculas llamadas D1 a D5 cuya estructura y función son casi idénticas, sirven principalmente para mantener la salud del esqueleto. Favorecen la absorción del fósforo y el calcio, así como su fijación en los huesos, lo que permite su solidificación y reparación en caso de daño. La vitamina D también ayuda a fortalecer el sistema inmunológico, especialmente contra las enfermedades autoinmunes.

La forma más común de vitamina D es la D3, que se sintetiza naturalmente en la piel a partir del colesterol cuando esta está expuesta a la luz solar. Las otras formas de vitamina D se encuentran en la alimentación, lo que garantiza su aporte incluso si vives en el Reino Unido. Entre los productos en los que podemos encontrar esta vitamina destacan los aceites de hígado de pescado, pescados grasos en sí mismos y, en menor medida, productos lácteos.

Una deficiencia de vitamina D puede causar diversas enfermedades óseas, como por ejemplo, el raquitismo. Para remediarlo, tómate unas vacaciones al sur o bebe aceite de hígado de bacalao, como se hacía antaño.

La vitamina E

La vitamina E también es un nombre genérico para un conjunto de sustancias llamadas tocoferoles. Cada una de ellas lleva este nombre precedido de una letra griega (alfa-tocoferol, etc.). Su único papel es el de antioxidante, por lo que son de vital importancia en la eliminación de los radicales libres.

La vitamina E se produce en el cuerpo en cantidades muy limitadas. Afortunadamente, se encuentra en las grasas vegetales, especialmente en los aceites. Estas vitaminas son bastante sensibles a los rayos UV y al oxígeno, por lo que es preferible almacenar tus aceites en botellas cerradas y protegerlos de la luz. Una deficiencia de vitamina E puede causar déficits neurológicos y provocar hemólisis (destrucción de glóbulos rojos en la sangre).

La vitamina K

La vitamina K existe en dos formas: la primera, llamada K1, se encuentra en verduras de hoja verde y aceites vegetales (al igual que la vitamina E, es sensible a la luz y al contacto con el aire, así que ten cuidado con el almacenamiento de los alimentos que la contienen). La segunda, llamada K2, se produce directamente en el cuerpo a partir de los alimentos digeridos. Se utiliza en el proceso de coagulación en caso de lesión y ayuda a prevenir trastornos cardiovasculares y problemas óseos. Las deficiencias son extremadamente raras, debido a la producción natural de esta vitamina en el cuerpo. En los raros casos en que ocurre una deficiencia, se puede identificar por la aparición de sangrado y hematomas, así como trastornos hepáticos y de absorción intestinal.

Las vitaminas

Vitamina		Roles	Fuentes	aporte diario
hidrosolubles	B1	Metabolismo de los macronutrientes Sistema nervioso	Levadura, frutos secos, cereales, carne de cerdo	50 mg
	B2	Metabolismo de los macronutrientes Respiración celular Mantenimiento de la visión Salud de la piel	Levadura, vegetales, carne roja, pescado, frutos secos	50 mg
	B3	Metabolismo de los macronutrientes Sistema nervioso Salud de la piel	Levadura, pescados grandes, carne, vísceras, frutos secos	190 mg
	B5	Metabolismo de hormonas, vitamina D y neurotransmisores Sistema nervioso	Levadura, champiñones, frutos secos, yemas de huevo, vísceras	400 mg
	B6	Uso del glucógeno Sistema inmunitario Regulación hormonal	Peces grandes, legumbres, vísceras	10 a 20 mg
	B8	Metabolismo energético Sistema nervioso Salud de la piel y cabello	Levadura, champiñones, legumbres, vísceras, yemas de huevo	800 µg
	B9	Maduración de los glóbulos rojos Sistemas nervioso e inmunitario	Verduras verdes, levadura, hígado de ternera, frutos secos	300 µg
	B12	Maduración de los glóbulos rojos Síntesis de ADN División celular	Carnes, productos de origen animal, productos del mar	100 a 1000 µg
	C	Creación de colágeno Síntesis de hormonas Sistema inmunitario Cicatrización	Frutas y verduras	1000 µg
liposolubles	A	Mantenimiento de la vista y la piel, sistema inmunitario Metabolismo del hierro	Carnes, pescados, productos de origen animal	3500 µg
	D	Salud del esqueleto Sistema inmunitario	Exposición al sol, pescados grasos y sus derivados, productos lácteos	300 a 10000 µg, dependiendo de la exposición al sol
	E	Antioxidante	Grasas de origen vegetal	200 a 300 mg
	K	Coagulation Prévention des problèmes osseux et des troubles cardiovasculaires	Vegetales de hoja verde, aceites vegetales	80 mg

Resumen de las diferentes vitaminas

Los radicales libres

Es posible que el término «radical libre» haya llamado tu atención cuando se hablaba de antioxidantes anteriormente. Esta denominación se refiere a moléculas inestables que, aunque son útiles en cantidades muy pequeñas, se vuelven rápidamente muy nocivas para el organismo si su número aumenta en exceso.

Un radical libre puede generarse durante la respiración celular de manera completamente natural, pero también puede aparecer debido a factores externos. Los factores más comunes son el consumo de cigarrillos y alcohol, la contaminación del aire, pero también los alimentos demasiado cocidos o calentados en el microondas. Si no se hace nada para eliminarlos, su presencia en el cuerpo causa un fenómeno llamado estrés oxidativo que destruye las células, acelera el envejecimiento del organismo y favorece la aparición de enfermedades degenerativas y cánceres [48].

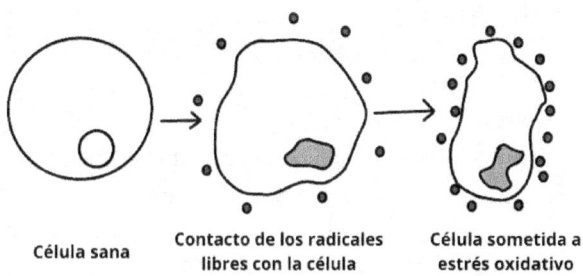

| Célula sana | Contacto de los radicales libres con la célula | Célula sometida a estrés oxidativo |

Efecto de los radicales libres en una célula

Para deshacerse de los radicales libres presentes en el organismo, este utiliza sustancias llamadas antioxidantes que tienen la facultad de neutralizarlos. Estas sustancias incluyen las vitaminas A, C y E, los polifenoles, que discutiremos más adelante en este capítulo, así como algunas moléculas como la cafeína.

En resumen, lo ideal es combinar una alimentación rica en antioxidantes con un estilo de vida que no favorezca la aparición de radicales libres. Por lo tanto, evita fumar o beber demasiado alcohol, ten cuidado con la cocción de tus alimentos y deshazte de tu microondas si aún no lo has hecho.

Los polifenoles

La familia de los polifenoles está formada por más de 8000 compuestos orgánicos que se caracterizan por la presencia de varios ciclos fenólicos en su estructura, de ahí el término poli (del griego πολύς, «muchos») - fenoles. Estas moléculas se encuentran en las plantas, donde son responsables de su sabor, olor e incluso color. Por ejemplo, el sabor amargo del pomelo proviene de una variedad de polifenoles llamados flavonoides.

Es importante tener en cuenta que la naturaleza y la cantidad de polifenoles en un alimento están directamente influenciadas por las condiciones de cultivo y cosecha de la planta de la que provienen [49], por lo que es fundamental elegir frutas y verduras de buena calidad para aumentar el aporte de polifenoles.

En cuanto a su utilidad dentro del cuerpo, en general, los polifenoles son potentes antioxidantes y tienen un impacto muy beneficioso en el organismo. Se distinguen cuatro variedades, que se definen según el número de ciclos fenólicos en una molécula y los elementos estructurales que los unen [50]:

• Los ácidos fenólicos, primera variedad de polifenoles, se subdividen en dos subcategorías. La primera incluye los ácidos benzoicos, que son poco comunes en la alimentación. Se encuentran en frutas rojas, rábanos negros y cebollas. La segunda categoría incluye los ácidos cinámicos, más comunes en muchas frutas y verduras.

• Los flavonoides son la categoría de polifenoles más estudiada y, por lo tanto, la más conocida, agrupando cerca de 4000 moléculas. A menudo son responsables del color de las plantas.

• Los estilbenos son, en general, bastante raros en la alimentación, ya que estas moléculas solo se sintetizan en caso de lesiones en las plantas. Existen algunas excepciones a su rareza, como el resveratrol, presente en la uva y también en el vino.

• Los lignanos, última categoría, se forman a partir de residuos de ácido cinámico. Se encuentran principalmente en las semillas de lino.

Los minerales

Aunque la mayoría de los nutrientes que proporcionamos a nuestro organismo a través de la alimentación son compuestos orgánicos, algunos minerales y metales también forman parte de los nutrientes necesarios para el funcionamiento del cuerpo humano. Se clasifican en dos categorías según las cantidades consumidas: minerales y oligoelementos. A veces, un elemento puede considerarse un mineral para algunos y un oligoelemento para otros, como es el caso del zinc. Por razones de simplicidad, consideraremos que la categoría de minerales incluye solo el calcio, el magnesio, el fósforo, el sodio y el potasio [51].

El calcio

Entre todos los minerales, el calcio es el más abundante en el cuerpo, principalmente porque forma parte en gran medida del esqueleto. También desempeña una variedad de roles fisiológicos, incluida la coagulación de la sangre en caso de lesión, el funcionamiento del sistema nervioso y de las células, y la síntesis de ciertas hormonas.

En cuanto a las necesidades corporales de calcio, es bastante difícil encontrar información fiable porque este tema es un verdadero campo de batalla, con la industria láctea que busca incentivar a la población a consumir leche, por razones económicas comprensibles, y por otro lado, activistas anti-lácteos cuyos argumentos tienen una relevancia que podría calificarse como «variable». Las recomendaciones francesas giran en torno a los 1200 mg de calcio por día según las fuentes, pero este número parece estar muy sobrevalorado [52]. Además, las enfermedades generalmente atribuidas a la falta de calcio que justifican recomendaciones tan altas parecen ser causadas por deficiencias de vitamina D [53]. Por lo tanto, parece más pertinente favorecer la asimilación y el uso de un aporte moderado de calcio (de 300 mg a 700 mg por día) que maximizar su ingesta de manera generalizada.

El calcio se puede obtener a través de los productos lácteos, pero la leche animal en general es bastante poco interesante desde el punto de vista nutricional (mucha lactosa, ácidos grasos saturados asociados con el colesterol, así como una variedad de hormonas con efectos inciertos...). Si no quieres privarte de la leche (lo cual es comprensible, hay que decir que sabe bien), evita la leche de vaca [54], elige los productos lácteos poco refinados comprados directamente a pequeños productores en lugar de a grandes empresas lácteas. También puedes obtener calcio de la leche vegetal (leche de almendras, de avellanas...), que es una buena alternativa desde el punto de vista nutricional, aunque su producción no es muy ecológica. Por último, también la encontramos en cantidades interesantes en espinacas, pescados pequeños cuyas espinas se consumen (como la sardina, por ejemplo), almendras y algunas aguas minerales.

El magnesio

Es la verdadera navaja suiza de la nutrición, ya que el magnesio desempeña más de 300 funciones en el organismo. Se ocupa, entre otras cosas, de mantener sanos el corazón, el sistema nervioso, los huesos, la tiroides y los músculos. El cuerpo logra almacenar este nutriente bastante bien, especialmente en los huesos, pero una deficiencia aún puede ocurrir en caso de un déficit prolongado en el tiempo. En este caso, los primeros síntomas que suelen aparecer son calambres y una fatiga aumentada. Por esta razón, se recomienda consumir diariamente alrededor de 6 mg de magnesio por cada kg de peso corporal.

El magnesio se encuentra en una amplia variedad de alimentos, especialmente en frutos secos (sobre todo almendras) y legumbres. El chocolate negro, la carne de res, el salmón y los plátanos también son fuentes de magnesio interesantes.

El fósforo

El fósforo es un micronutriente que desempeña un papel importante a nivel estructural en el organismo. Se encuentra en la composición de los huesos, los dientes, en la membrana celular, el ADN y el ARN, entre otras cosas. Además de eso, participa en el metabolismo del calcio y del magnesio, en el funcionamiento de los músculos, incluido el corazón, y ayuda a regular la acidez de la sangre.

Aunque una deficiencia de fósforo conlleva fatiga física y nerviosa, además de problemas óseos y musculares, a penas se carece de este mineral por dos razones. La primera es que está presente en casi todos los alimentos que consumimos, especialmente en productos de origen animal (carne, pescado, leche, mariscos...). La segunda razón es la regulación natural del calcio por parte de los huesos, los intestinos y los riñones. En caso de deficiencia, el cuerpo aumenta la absorción de fósforo de los alimentos y los huesos liberan fósforo para compensar la deficiencia. Para evitar cualquier riesgo, los profesionales generalmente recomiendan una ingesta diaria de alrededor de 700 mg.

El sodio

El sodio sirve principalmente para tres cosas: el funcionamiento de los nervios, de los músculos y mantener el equilibrio de líquidos fuera de las células del cuerpo. Se almacena principalmente en la sangre y en las células. Se encuentra en alimentos marinos, la sal y en alimentos procesados, a los cuales los fabricantes casi siempre añaden sal. La sal, también conocida como cloruro de sodio, contiene aproximadamente un 40% de sodio (y un 60% de iones de cloruro).

Se estima que el cuerpo de un adulto necesita alrededor de 500 mg de este mineral por día, y una mujer embarazada unos 1500 mg. De todas formas, la abundancia de sodio en la dieta hace que no sea necesario preocuparse por ello, excepto en casos raros. Las únicas deficiencias observadas ocurren en individuos con insuficiencia renal u otros problemas de salud que afectan los niveles de sodio en la sangre, lo que no suele ocurrir debido a una dieta incompleta. La falta de sodio se denomina hiponatremia y afecta al funcionamiento del cerebro y del sistema cardiovascular.

Por el contrario, los problemas de salud relacionados con un exceso de sodio en el cuerpo son más comunes. Esto se traduce en problemas cardíacos, hipertensión y a veces incluso accidentes cerebrovasculares. Afortunadamente, es bastante fácil resolver el problema del exceso de sodio dejando de añadir sal a los alimentos y limitando los alimentos procesados.

El potasio

Mientras que el sodio interviene en el equilibrio de líquidos fuera de las células, el potasio ocupa un papel similar dentro de estas. Estos dos nutrientes a menudo se presentan juntos porque desempeñan roles opuestos y a la vez complementarios en el sistema cardiovascular. El potasio disminuye la presión arterial, mientras que el sodio la aumenta. Es por esto que un desequilibrio en la relación sodio/potasio aumenta el riesgo de un ataque cardíaco. El potasio también se encuentra en la composición de los tejidos corporales, así como en el funcionamiento de los músculos.

Se considera que la ingesta adecuada de potasio se sitúa entre 2300 y 3000 mg por día según las características de tu cuerpo. Es bastante sencillo asegurar esta ingesta en una dieta saludable, ya que el potasio se encuentra en la mayoría de las frutas, verduras y, en general, en los productos de origen vegetal.

Las deficiencias nutricionales son bastante raras debido a la abundancia de alimentos que contienen potasio en nuestra dieta, pero aún así pueden ocurrir. En la mayoría de los casos, se deben más a las pérdidas excesivas de este nutriente que a una ingesta insuficiente del mismo. El potasio se elimina del cuerpo principalmente a través del sudor y la orina. Un aumento en la actividad renal o la secreción de sudor puede contribuir a la aparición de una deficiencia. La hipopotasemia provoca fatiga, calambres, estreñimiento y afecta la regularidad del ritmo cardíaco, pudiendo causar la muerte en casos extremos.

Los minerales			
mineral	roles	fuentes	aporte diario
Calcio	Composición del esqueleto Coagulación Sistema nervioso Síntesis hormonal	Agua mineral, productos lácteos, leche vegetal, almendras, verduras de hoja verde	300 a 700 mg
Magnesio	Funcionamiento del corazón, del sistema nervioso, de los huesos, de los músculos y de la tiroides.	Frutos secos, legumbres, carne de vaca, chocolate negro, salmón	6 mg por kilogramo
Fósforo	Composición de los órganos Metabolismo de los minerales Funcionamiento de los músculos	Productos de origen animal y mariscos	700 mg
Sodio	Funcionamiento de los nervios Funcionamiento de los músculos Equilibrio hídrico	Productos del mar, sal, alimentos industriales	500 mg
Potasio	Equilibrio hídrico, regulación de la presión, composición de los tejidos, funcionamiento de los músculos	Frutas, verduras, productos de origen vegetal	2300 a 3000 mg

Resumen de los diferentes minerales

Los oligoelementos

Fundamentalmente, los oligoelementos son minerales que se encuentran en la alimentación en cantidades mucho menores que los pertenecientes a la categoría anterior. Los oligoelementos pueden tener efectos tanto positivos como negativos en el cuerpo, dependiendo de su naturaleza y dosificación. De hecho, un oligoelemento que tiene efectos positivos en pequeñas cantidades puede resultar tóxico si su dosificación aumenta demasiado[56]. Algunos de ellos se consideran esenciales, mientras que otros no lo son, lo que no impide que tengan efectos en el organismo. Para que un oligoelemento sea considerado esencial, debe cumplir con los siguientes criterios (definición dada por el científico George Cotzias): estar presente en los tejidos vivos en una cantidad que no varíe o varíe poco, provocar anomalías estructurales y fisiológicas en varias especies si se elimina del organismo, y permitir curar estos trastornos si se reincorpora al organismo. Los oligoelementos esenciales son los siguientes:

• Hierro, que toma parte en la oxigenación celular.

• Yodo, que regula el funcionamiento de la tiroides.

• Cobre, que ayuda a combatir los radicales libres, refuerza el sistema inmunológico y favorece la absorción del hierro.

• Zinc, que es un buen agente antiinfeccioso y participa en el funcionamiento de los sistemas nervioso y hormonal.

• Selenio, que es un antioxidante y un agente antiinfeccioso.

- Cromo, que ayuda a metabolizar los carbohidratos y los lípidos.

- Molibdeno, que participa en el funcionamiento de enzimas y en el metabolismo de algunos aminoácidos.

- Flúor, que ayuda a regular el metabolismo óseo.

En algunos casos, solo podemos suponer que un oligoelemento es esencial en los seres humanos, ya que el riesgo de deficiencia solo se ha demostrado en animales; entonces, se dice que el oligoelemento tiene «bajo riesgo de deficiencia». Esto incluye los siguientes elementos:

- Manganeso, que es un antioxidante y participa en la construcción de huesos y articulaciones, así como en el metabolismo de los carbohidratos.

- Cobalto, que, además de ser un antiespasmódico reconocido, tiene muchos efectos positivos en el sistema cardiovascular.

- Níquel, que participa en el metabolismo del hierro y los carbohidratos.

- Silicio, que estimula el crecimiento celular y tiene un efecto remineralizante.

- Vanadio, que es esencial en el metabolismo lipídico.

- Estaño, que es un agente antiinfeccioso.

Por último, algunos oligoelementos no son esenciales, o al menos la investigación aún no lo ha demostrado. Aun así, pueden tener efectos beneficiosos en el cuerpo:

- Plata, que se utiliza para combatir bacterias y virus.

- Bismuto, que protege la garganta y el tracto digestivo contra las infecciones.

- Litio, que regula el funcionamiento del sistema nervioso.
- Oro, que, asociado con plata y cobre, fortalece el sistema inmunológico.

- Fósforo, que ayuda a regular el metabolismo del calcio y también es un antiespasmódico.

- Azufre, que toma parte en la composición de los tejidos y actúa como un desintoxicante hepático.

Parte 2
Aplicación de la nutrición a la práctica del patinaje artístico

Capítulo 3
La alimentación de los patinadores

Una alimentación adaptada a la práctica del patinaje artístico difiere en primer lugar de la dieta sedentaria en el sentido de que tiene en cuenta la diferencia en el gasto energético entre estos dos estilos de vida. Por sedentaria, nos referimos a una persona que no practica ningún deporte y cuyos gastos energéticos diarios se limitan al metabolismo basal y a la termogénesis postprandial. Una aproximación de este gasto energético puede obtenerse mediante las siguientes fórmulas [57]:

Para hombres: 13,707 x peso en kg + 492,3 x altura en m − 6,673 x edad + 77,607

Para mujeres: 9,740 × peso en kg + 172,9 × altura en m − 4,737 × edad + 667,051

El patinaje artístico supone un gasto energético de 400 a 1000 kcal por hora de entrenamiento, dependiendo de la intensidad del mismo. Así que es necesario añadir estas calorías al gasto energético básico en los días de entrenamiento. Si eres una mujer de 18 años, que pesa 50 kg y mide 1,65 m, cuando patinas durante una hora en el día, tu gasto energético de ese día oscila entre 1719 y 2319 kcal aproximadamente.

La adaptación de la alimentación a la práctica del patinaje no se limita a comer más durante las comidas en los días de entrenamiento. Para favorecer tu rendimiento en el hielo a largo plazo, debes comprender algunos elementos del funcionamiento de tu cuerpo y satisfacer tus necesidades nutricionales en consecuencia. Esto implica adoptar hábitos simples antes, durante y después del entrenamiento.

La alimentación antes del entrenamiento

Idealmente, la última comida antes de una sesión de patinaje artístico debería estar compuesta principalmente de carbohidratos complejos y realizarse lo suficientemente temprano antes del inicio del entrenamiento. El objetivo de maximizar los carbohidratos complejos en este momento se debe al hecho de que los carbohidratos son la fuente de energía predeterminada del organismo, como hemos visto anteriormente. En cuanto a la elección del tipo de carbohidratos, los carbohidratos complejos proporcionan energía al cuerpo de manera más prolongada que los carbohidratos simples. Al tomar esta comida lo suficientemente temprano, aseguras un aporte energético óptimo sin correr el riesgo de estar en plena digestión durante la sesión. Por otro lado, si la comida se consume demasiado pronto antes de esta última, la energía proporcionada no será óptima [58].

Es importante tener en cuenta que una comida, por bien compuesta que esté, tiende a afectar negativamente el rendimiento deportivo si no está suficientemente separada del entrenamiento en el tiempo. El proceso de digestión de los alimentos requiere bastante energía, especialmente si los alimentos consumidos son carbohidratos complejos. La digestión entra entonces en competencia con tus músculos por la asignación de la energía disponible si haces ejercicio justo después de una comida, lo que limita tus rendimientos.

En resumen, debes asegurar un aporte energético coincidiendo con el inicio de tu sesión de patinaje, sin que estés haciendo la digestión en ese momento. Las investigaciones científicas sobre este tema indican que el periodo de tiempo ideal para comer se encuentra entre tres y cuatro horas antes de hacer ejercicio [58].

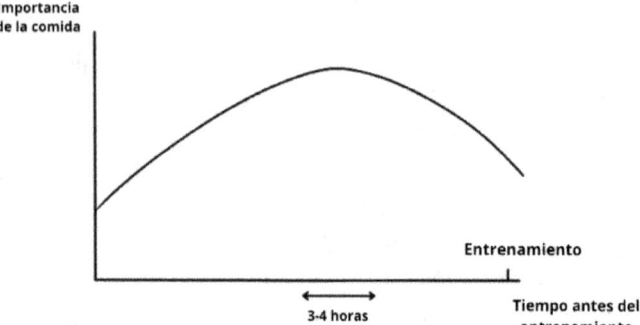

Importancia de una comida para el rendimiento físico dependiendo del intervalo con un entrenamiento

Los aportes energéticos durante el entrenamiento

Siguiendo la lógica de lo que acabamos de comentar, si introduces un aporte de nutrientes durante tu sesión de patinaje, este se encontrará con el problema de cómo distribuir la energía disponible entre el sistema digestivo y los músculos. Podemos concluir, por lo tanto, que no es relevante comer durante un entrenamiento (y de todas formas, ¿quién iría a comer durante una sesión en la pista de hielo?). Por otra parte, puede ser interesante proporcionar al cuerpo algunos carbohidratos simples justo antes de subir a la pista, siempre y cuando dicho alimento no sea demasiado pesado para la digestión [59]. Los candidatos ideales para esto son las frutas con un índice glucémico alto, ya que los azúcares que contienen pueden pasar rápidamente al torrente sanguíneo para abastecer los músculos. Los dátiles (índice glucémico de 100), los plátanos maduros (aproximadamente 65 de índice glucémico) y los litchis (entre 50 y 80 de índice glucémico según el método de conservación) son buenos ejemplos de frutas para consumir antes de patinar.

El índice glucémico es una escala de 1 a 100 que indica la capacidad que tienen los carbohidratos de un alimento para pasar al torrente sanguíneo. Por lo tanto, los carbohidratos de una manzana, con un índice glucémico de 35, tendrán más dificultades para pasar al torrente sanguíneo que los de una zanahoria cocida, con un índice glucémico de 85. Sí, las zanahorias también tienen carbohidratos.

Durante la práctica del patinaje artístico pueden surgir dos problemas directamente relacionados con la alimentación. El primero es el riesgo de hipoglucemia inherente a la práctica deportiva prolongada, de la que el patinaje artístico no es excepción. El segundo problema es el riesgo de deshidratación, que aunque es menor en el contexto del patinaje artístico que en otros deportes, aún debe tenerse en cuenta. Estos dos fenómenos tienden a acentuarse cuando el entrenamiento se prolonga, y por lo tanto, afectan aún más a los principiantes que asisten a sesiones de patinaje de varias horas.

La solución más simple para abordar estos dos problemas es llevar a tus entrenamientos de patinaje una botella de agua en la que hayas diluido entre un 5% y un 8% de azúcar [60] [61]. Evita preparar una bebida con una concentración de azúcar demasiado alta, ya que la concentración es inversamente proporcional al vaciado gástrico [62]. También puedes agregar una pequeña cantidad de sal a tu bebida para proporcionar sodio a tu cuerpo. El sodio favorece la absorción de los carbohidratos y es el mineral que más elimina el cuerpo a través del sudor (especialmente debido a su importante concentración en el líquido extracelular) [63]. La cantidad de sal se elige de manera que no se perciba su sabor, más que nada porque esta mezcla sería difícil de beber que por razones científicas, en este caso.

Durante tu entrenamiento, es preferible que tomes uno o dos sorbos de agua cada diez minutos aproximadamente para distribuir su absorción a lo largo de la sesión. Dado que la capacidad del intestino delgado de absorción de agua es limitada, no tiene mucho sentido concentrar el suministro de agua (y también de azúcar) en un solo momento de la sesión. Es por eso que la «pausa para tomar agua a mitad de la sesión» a la que algunos entrenadores son aficionados no es la mejor opción en términos de hidratación [64].

La alimentación después de un entrenamiento

Para entender las necesidades nutricionales del cuerpo en las horas posteriores a una sesión de patinaje, primero hay que entender qué ocurre dentro de tus músculos durante el esfuerzo físico. Para permitirte realizar las diferentes figuras de tu entrenamiento, los músculos de tu cuerpo se contraen utilizando moléculas de ATP obtenidas mediante la transformación de sus reservas de glucógeno. Dado que las reservas musculares son limitadas, el glucógeno hepático se convierte en glucosa y se libera en la sangre bajo la acción del glucagón para seguir suministrando energía a los músculos. Las reservas de glucógeno consumidas deben reponerse después del esfuerzo. El cuerpo es capaz de regenerarlas en un 5% por hora a partir de los alimentos que consumes. En total, se necesitan unas veinte horas para que se repongan por completo [65].

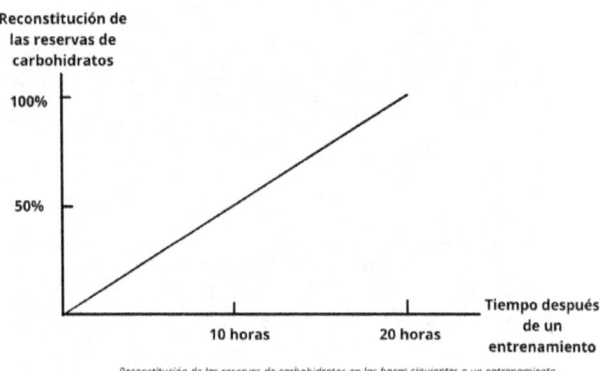

Reconstitución de las reservas de carbohidratos en las horas siguientes a un entrenamiento

Para favorecer este proceso, debes consumir alimentos que contengan carbohidratos, preferiblemente con un índice glucémico bajo, durante las comidas de las veinte horas posteriores a la sesión, idealmente desde que esta termina. Un aporte importante y puntual de carbohidratos con alimentos de alto índice glucémico no es óptimo en este momento, debido a la lentitud en la reconstitución de las reservas. El hecho de consumir muchos carbohidratos a la vez no significa que las reservas se repongan más rápidamente.

alimento	índice glucémico
dátil	100
zanahoria cocida	85
lichi (maduro)	80
sandía	76
plátano maduro	65
piña	59
lichi	50
fresa	40
manzana	35
ciruela pasa	29

índice glucémico de las frutas

Además del agotamiento de las reservas de carbohidratos, existe otro fenómeno que ocurre en tus músculos durante el entrenamiento. Durante el esfuerzo físico que representa tu entrenamiento, las fibras musculares que están trabajando se degradan y, por lo tanto, deben regenerarse en las horas siguientes al entrenamiento [66]. Es a través de este proceso, entre otros, que puedes ganar fuerza, lo que te permite, a largo plazo, patinar más rápido, saltar más alto y, finalmente, mejorar tu rendimiento. De esta forma, las fibras musculares que se han degradado y luego se han regenerado se vuelven más «potentes» que antes. Pero, hay que tener en cuenta que el fortalecimiento de las fibras musculares después del esfuerzo físico no se produce de la nada. El cuerpo necesita proteínas en las horas posteriores a un entrenamiento para regenerar las fibras lesionadas, y es necesario proporcionárselas en ese momento. Así que, cuando comas después de un entrenamiento, debes aumentar la cantidad de alimentos ricos en proteínas (carne, huevos, pescado...).

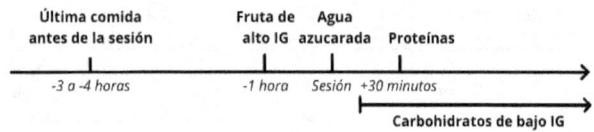

Distribución de las comidas alrededor de la sesión de patinaje artístico

La cuestión de los suplementos alimenticios

Aunque poco comunes en el mundo del patinaje artístico, los suplementos alimenticios pueden, en algunos casos, tener un interés nutricional real, especialmente después de los entrenamientos. El tema de los suplementos alimenticios a menudo genera confusión y tienen una reputación bastante negativa, llegando a veces a ser confundidos con el dopaje. En realidad, un suplemento alimenticio no es más que un producto alimenticio que contiene una mezcla de nutrientes destinados a cubrir una necesidad específica donde la alimentación no lo permitiría.

Aunque parezca que utilizar este tipo de productos puede ser menos interesante para los patinadores que para los practicantes de otros deportes, como el levantamiento de pesas o el atletismo, sigue siendo relevante que te asegures de aportar proteínas a tu cuerpo después del entrenamiento mediante un suplemento alimenticio en el caso de que no tengas la posibilidad de comer rápidamente o no tengas apetito. Del mismo modo, si tu alimentación es deficiente por alguna razón, posiblemente puedas solucionar el problema con suplementos alimenticios específicos. El ejemplo más común es el de los omega-3, que a menudo son deficientes en Francia [67] y se encuentran fácilmente en forma de cápsulas.

Si decides recurrir a este tipo de productos para complementar tu alimentación, tómate el tiempo que sea necesario para comparar los diferentes tipos de suplementos que pueden satisfacer tus necesidades y las marcas que los ofrecen. La composición de dos suplementos alimenticios teóricamente similares puede presentar diferencias significativas, especialmente en lo que se refiere a aditivos y nutrientes presentes además del que estás comprando. No olvides que algunos nutrientes no se pueden asimilar o utilizar si no están acompañados de otras sustancias.

La alimentación del patinador: enfoque general

Mejorar tu rendimiento sobre el hielo a través de la alimentación no se limita exclusivamente a las horas previas y posteriores a tus entrenamientos. La elección de cada alimento que ingieres tiene un impacto individual, aunque mínimo, en el funcionamiento de tu cuerpo y en la energía de la que dispone, pero la suma de estos impactos tiene su parte de responsabilidad en la mejora o el deterioro de tus habilidades físicas. Por lo tanto, el objetivo será hacer que la alimentación general sea lo más beneficiosa posible para tus capacidades deportivas, con el fin de favorecer tu progreso en el patinaje artístico.

La regla básica es que si tu cuerpo no carece de nada, teóricamente puede funcionar sin restricciones. En muchos casos, respetar esta regla permite una mejora significativa en el rendimiento deportivo, ya que la calidad de los hábitos alimenticios occidentales tiende a empeorar con el tiempo, especialmente en la población más joven.

El primer paso para llevar a cabo este enfoque es, por supuesto, proporcionar a tu cuerpo los macronutrientes que necesita. Si no quieres tomarte el tiempo de calcular el porcentaje de cada macronutriente en relación con la ingesta calórica diaria, puedes conformarte con una evaluación de las necesidades básicas de 8 g de carbohidratos, 1 g de lípidos y 0,8 a 1,2 g de proteínas por kg de peso corporal, en una base diaria. Así, si pesas 60 kilos, la estimación de tus necesidades diarias básicas es de 480 g de carbohidratos, 60 g de lípidos y aproximadamente 60 g de proteínas. Estos valores te pueden dar una idea general, pero no tienes que seguirlos al pie de la letra. Además, si existen pequeñas variaciones en la composición de tus comidas de un día a otro estas no tienen porqué tener consecuencias a largo plazo.

Es importante tener en cuenta que los carbohidratos, lípidos y proteínas son categorías que engloban diferentes sustancias y que no todas las sustancias de una misma categoría tienen la misma utilidad en el cuerpo, de ahí la importancia de variar los alimentos. Del mismo modo, algunos macronutrientes de una misma categoría son menos beneficiosos que otros. Por ejemplo, encontrarás aproximadamente la misma cantidad de lípidos en un aguacate que en una hamburguesa industrial, en porciones iguales. Sin embargo, mientras que el aguacate aporta muy buenos lípidos (ácidos grasos insaturados), los de la hamburguesa generalmente no son muy beneficiosos para la salud (principalmente ácidos grasos saturados).

Luego viene la cuestión de los micronutrientes. Suele ser difícil tener una ingesta adecuada de este tipo de nutrientes debido a que no se encuentran en grandes cantidades en los alimentos. Lo más sencillo es tener una alimentación variada y estar atento a la aparición de síntomas de posibles deficiencias, que varían según el nutriente deficiente pero casi siempre empiezan con un aumento de la fatiga y una disminución del sistema inmunitario. Si se sospecha de una deficiencia, o incluso como parte de un seguimiento regular, se puede realizar un análisis de sangre por indicación de su médico de cabecera, lo que te permitirá tener una idea más precisa del micronutriente que te falta. Luego podrás agregar a tu dieta alimentos que lo contengan en cantidades significativas, o adquirir el suplemento dietético correspondiente.

Independientemente de los diferentes nutrientes presentes en los alimentos, no todos los productos son iguales en cuanto a calidad y es importante saber cuáles elegir al hacer la compra. Más allá de la simple información nutricional presente en la etiqueta de un alimento, los micronutrientes que contiene pueden ser alterados por diversos factores. Las condiciones de cultivo, crianza, almacenamiento, exposición al calor o la luz, e incluso el tiempo son factores que pueden degradar los micronutrientes de tus alimentos. La mejor manera de asegurarse de su calidad es comprar productos frescos en circuitos cortos, es decir, con la menor cantidad de intermediarios posible entre el productor y tú. En la medida de lo posible, evita los productos industriales, incluso cuando se presenten como «saludables». Los paquetes de cereales son un buen ejemplo de este tipo de productos: los fabricantes tienden a agregar hierro para cumplir con las recomendaciones nutricionales. No obstante, el hierro tal como se supone que se encuentra en la alimentación está presente en forma iónica, lo que le permite asociarse con las proteínas. El hierro no iónico agregado a tus cereales favoritos, cuando se ingiere, se asocia con el peróxido de hidrógeno naturalmente presente en el cuerpo, lo que lleva a la creación de hidroxilo, un radical libre difícil de neutralizar para los antioxidantes [70].

La cocción de los alimentos también afecta de formas diferentes los micronutrientes que contienen. Por ejemplo, las vitaminas hidrosolubles pueden perderse cuando se hierven los alimentos que las contienen. Para poder entender mejor este tema vamos a jerarquizar los diferentes métodos de cocción según su capacidad para preservar las cualidades nutritivas de los alimentos. La mejor cocción según este criterio es la ausencia de cocción, aunque no todos los alimentos se consumen crudos. Luego viene la cocción al vapor, que en general conserva bien los nutrientes. La cocción en horno o sartén tampoco es muy perjudicial siempre que no se llegue a quemar los alimentos (excepto para los nutrientes sensibles al calor). En quinto lugar, está hervir los alimentos, lo que tiene un efecto negativo en las vitaminas hidrosolubles. Por último, el peor método de cocción (excepto si planeas utilizar un lanzallamas) es el microondas, que, además de destruir la mayoría de los micronutrientes, genera radicales libres en los alimentos.

Ejemplo de comida durante un día		
Comida	Día sin deporte	Día con deporte
Desayuno	70 g de muesli con leche de almendras, un vaso de zumo de naranja	100 g de muesli con leche de almendras, un vaso de zumo de naranja
Almuerzo	3 huevos fritos, 2 rebanadas de pan integral, 100 g de judías verdes al vapor con un chorrito de aceite de oliva	3 huevos fritos, 2 rebanadas de pan integral, 100 g de judías verdes al vapor con un chorrito de aceite de oliva
Merienda	50 g de almendras	50 g de almendras, 3 dátiles
Cena	Pequeño poke casero: 70 g de arroz, 70 g de salmón marinado, 100 g de verduras a elegir	Gran poke casero: 120 g de arroz, 100 g de salmón marinado, 100 g de verduras a elegir
Energía total	Aproximadamente 1600 calorías	Aproximadamente 2100 calorías

Ejemplo de comidas en un día para una patinadora de 18 años que practica deporte recreativo

El patinaje artístico y el sistema inmunológico

En el caso de los patinadores cuyo ritmo de entrenamiento es muy intenso, aparece un riesgo adicional en cuanto al sistema inmunológico. Ciertos estudios han demostrado que un entrenamiento intensivo y prolongado tiene un impacto negativo en la eficacia del sistema inmunológico [71]. La importancia de evitar cualquier deficiencia que pueda llevar a una disminución adicional de las capacidades del sistema inmunológico para los patinadores es aún mayor que para las personas sedentarias.

Además de evitar deficiencias, algunos nutrientes tienen la propiedad de favorecer la eficacia del sistema inmunológico. Por eso, puede ser interesante consumir más alimentos que los contengan, especialmente si practicas el patinaje artístico en un nivel alto. Los nutrientes en cuestión son las vitaminas B9, B12 y D, el hierro, el zinc, así como la combinación de oro, plata y cobre. La vitamina D es probablemente el nutriente más importante de esta lista, a pesar de lo difícil que puede llegar a ser obtenerlo durante el invierno y sobre todo cuando vives en un lugar donde el clima es especialmente frío. Su función es ayudar en la prevención de fracturas, además de favorecer el funcionamiento del sistema inmunológico [72].

Las dietas vegetarianas y veganas

El vegetarianismo y el veganismo son dos tipos de alimentación restrictiva basados en la ética y el respeto a la vida animal. Los vegetarianos se abstienen de consumir carne, pero no otros productos de origen animal (huevos, lácteos, pescado...), mientras que los veganos excluyen todos los productos de origen animal de su dieta. Es evidente que cuanto más estricta sea la dieta que uno se impone, más expuesto está al riesgo de desarrollar deficiencias. En estos dos casos, están en peligro las proteínas y los micronutrientes que se encuentran principalmente en los productos de origen animal. Las fuentes tradicionales de estos nutrientes tienen que ser reemplazadas por alimentos que actúen como sustitutos, o por suplementos dietéticos. En un enfoque deportivo, que no se limita exclusivamente al patinaje artístico, es importante identificar las posibles deficiencias para limitar el riesgo. Además del interés evidente para la salud que tiene este enfoque, una deficiencia implica una alteración del funcionamiento del cuerpo, y por lo tanto, en la mayoría de los casos, una disminución del rendimiento deportivo.

Para los vegetarianos, la ingesta de proteínas no es un problema fundamental, ya que los pescados y los huevos, que no están excluidos de la alimentación en este caso, permiten compensar la falta de carne. En el caso de los veganos, es necesario prestar más atención, ya que los sustitutos de la carne de origen animal están excluidos. La solución generalmente preferida en este caso es recurrir a productos vegetales ricos en proteínas (soja, tofu...). Esta solución es bastante correcta, pero solo si se garantiza cierta diversidad en las proteínas vegetales que se consumen [73]. De hecho, el valor biológico individual de una proteína vegetal es inferior al de un producto de origen animal. Asimismo, los estudios realizados sobre este tema indican que el cuerpo absorbe en menor medida las proteínas de origen vegetal [74].

Desafortunadamente, la ausencia de productos de origen animal en la alimentación no solo significa la deficiencia de proteínas. Tampoco debes descuidar los diferentes micronutrientes habitualmente aportados por la carne, el pescado, los huevos, etc. La deficiencia más común entre los nutrientes en riesgo es la de vitamina B12, cuyo aporte se asegura mediante las vísceras, los huevos y algunos pescados. Afortunadamente, existen fuentes vegetales de esta vitamina, como los tubérculos o los champiñones shiitake [75]. El riesgo de deficiencia de omega 3, ya poco presente en la alimentación de la población francesa, también aumenta entre los veganos debido a la ausencia de pescado en su dieta [76]. Por último, el riesgo de deficiencia de ciertos oligoelementos aumenta tanto en vegetarianos como en veganos, lo que concierne al zinc, el yodo, el selenio y a veces el hierro [77]. Para evitar riesgos, es importante consumir más alimentos de origen vegetal ricos en estos nutrientes, u optar por complementos alimenticios adecuados.

	Nutriente en riesgo	posibles soluciones
dieta vegetariana	zinc	Legumbres, semillas, avena
	yodo	Sal marina y algas
	selenio	Frutos secos, semillas de girasol
	hierro	Lentejas, verduras de hojas, avena
dieta vegana	Proteínas	Proteínas vegetales (soja, tofu...) variadas en la medida de lo posible
	Vitamina B12	tubérculos, champiñones shiitake
	Omega 3	Aceites vegetales

Nutrientes en riesgo para dietas particulares y posibles soluciones alimenticias

En general, las deficiencias a las que nos exponemos al elegir adoptar prácticas alimentarias específicas varían de una persona a otra, principalmente debido a nuestros gustos, posibles alergias o la calidad de los alimentos que consumimos. Es evidente que deberías tener a un especialista que pueda aconsejarte, como un nutricionista, o simplemente tu médico de cabecera, si decides adoptar tales prácticas. Tener una alimentación que sea respetuosa con la vida animal y la naturaleza es posible, pero sería lamentable que tu salud se viera afectada.

Capítulo 4
Preparación para una competición

A medida que se acerca una competición o incluso una simple presentación como el espectáculo de un club, muchos patinadores tienden a modificar sus comportamientos alimenticios con el objetivo de perder peso [78]. A veces, son incluso los entrenadores quienes animan a sus alumnos a adentrarse en dichas prácticas. Pero, tal y como veremos más adelante, estas dietas vienen acompañadas de una serie de efectos perjudiciales, tanto para la salud de los atletas como para su rendimiento.

La creencia que subyace detrás de lo que podríamos llamar «dietas compulsivas antes de la competición» es que si pesas menos, podrás saltar más alto y moverte con más facilidad. Esta reflexión puede llegar a ser bastante lógica y sería adecuada si la nutrición no fuera un factor tan influyente en el rendimiento deportivo. Por supuesto, esto también implicaría ignorar los efectos que estas dietas suponen para la salud a largo plazo. Aunque pueda decepcionar a los seguidores de estas dietas, lo cierto es que la nutrición resulta ser un factor importante para el rendimiento deportivo.

La característica común en casi todas las dietas que tienen como objetivo la pérdida de peso es su naturaleza hipocalórica. Esto significa que el número de calorías a consumir se reduce intencionalmente en comparación con una alimentación normal, de modo que el cuerpo gasta más energía de la que recibe. Se espera que el cuerpo recurra a sus reservas de grasa para producir energía, lo que resulta en la pérdida de peso deseada. En la práctica, el déficit calórico conlleva una disminución de la energía, que puede compensarse en cierta medida mediante la secreción de algunas hormonas. Cuanto más prolongado sea el déficit calórico en el tiempo, más difícil será para el cuerpo compensarlo utilizando sus reservas de grasa. La fatiga aumenta gradualmente, acompañada de una disminución progresiva del rendimiento deportivo [79].

Es importante entender que las reacciones del cuerpo hacia ciertos estímulos derivan del proceso evolutivo de la especie humana y una disminución en la cantidad de comida que tenemos a nuestra disposición ha sido sinónimo de peligro de muerte desde hace mucho tiempo. Las dietas voluntarias han aparecido recientemente en el desarrollo de la humanidad, por lo que nuestro genoma no ha tenido tiempo de adaptarse a ellas. El cuerpo humano está genéticamente programado para reaccionar a un déficit calórico que tiene el objetivo de aumentar las posibilidades de supervivencia en situaciones de hambruna. Estas reacciones ocurren principalmente a nivel hormonal, donde la producción de ciertas hormonas se ve afectada al alza o a la baja por el déficit calórico [80].

Pero, ¿qué es una hormona? Es una sustancia química secretada por el cuerpo humano en proporciones variables, que afecta al funcionamiento de uno o varios órganos. El sistema endocrino produce las hormonas y luego la sangre las transporta hacia los órganos sobre los que ejercen influencia [81].

Afortunadamente, no todas las hormonas que se ven afectadas por un déficit calórico tienen un impacto en la práctica deportiva. Aun así, hay algunas que producen efectos no deseados para un atleta, por lo que es importante saber cuáles son. En primer lugar, ciertos estudios han subrayado la relación entre el déficit calórico y las variaciones en los niveles de algunas hormonas del eje gonadotrópico. Esta reacción puede explicarse por el hecho de que la mayoría de las dietas restrictivas se basan en una disminución de los lípidos. Los lípidos son los precursores de las llamadas hormonas «sexuales». Esto incluye los estrógenos, cuyos niveles disminuyen [82] [83], la progesterona, cuyos niveles también disminuyen [84], y la testosterona, aunque en el caso de esta hormona, los resultados de los estudios son contradictorios en cuanto a la naturaleza de las variaciones [85] [86] [87] [88]. En términos generales, una disminución de las hormonas sexuales femeninas (estrógenos y progesterona) no es necesariamente perjudicial en sí misma para las capacidades físicas, e incluso se busca en algunos casos. Sin embargo, específicamente en las mujeres, la disminución de estas hormonas puede afectar al ciclo menstrual, lo que a su vez puede afectar indirectamente al rendimiento deportivo [89].

Las hormonas del eje gonadotrópico no son las únicas que se ven afectadas por las dietas restrictivas. Los niveles de algunas hormonas que afectan a la homeostasis y al metabolismo energético también se ven alterados en este caso. Durante una dieta restrictiva, se observa una disminución en varias hormonas:

• La leptina, que ayuda entre otras cosas a regular el almacenamiento de lípidos [90] [91].

• La oxitocina, que juega un papel importante en la sensación de placer y la motivación, por lo que obtuvo el apodo de hormona de la felicidad [92] [93].

- La producción de hormonas que regulan las reservas de carbohidratos, es decir, la insulina y la amilina, también se reduce [94] [95] [96].

- Las hormonas tiroideas T3 y T4, que actúan en nuestro metabolismo. Su disminución, por lo tanto, provoca modificaciones potencialmente perjudiciales en este último [97].

Por otro lado, la producción de ciertas hormonas aumenta, especialmente la grelina en las mujeres, una hormona que tiene como función estimular el apetito [98]. Junto con una disminución de la oxitocina, el aumento de la grelina provoca frustración debido a la imposibilidad de alimentarse lo suficiente y hace que la dieta sea aún más desagradable desde el punto de vista psicológico.

También se observan algunas peculiaridades en cuanto a las hormonas del crecimiento, con la GH (hormona del crecimiento) que disminuye, y el IGF-1 (factor similar a la insulina 1) que, por el contrario, aumenta [99] [100] [101] [102]. Este fenómeno parece más propenso a afectar la salud corporal a largo plazo que el rendimiento deportivo a corto plazo, pero es importante hablar de ello, ya que estas hormonas regulan el crecimiento y las variaciones en sus niveles tienen un impacto aún más preocupante en los patinadores jóvenes.

Hormonas afectadas por el déficit calórico	
Hormona	Variación
Estrógenos	Disminución
Progesterona	Disminución
Testosterona	No se sabe muy bien
Leptina	Disminución
Oxitocina	Disminución
Insulina	Disminución
Amilina	Disminución
T3	Disminución
T4	Disminución
Grelina	Aumento
GH	Disminución
IGF-1	Aumento

Efecto del déficit calórico en las hormonas que afectan el rendimiento deportivo

El número de estas reacciones se debe, entre otras cosas, al hecho de que varias de las hormonas mencionadas anteriormente son interdependientes. También es importante tener en cuenta que solo se mencionan las hormonas cuyas variaciones en los niveles pueden afectar al rendimiento deportivo. A decir verdad, es aún más importante no descuidar el aporte calórico, ya que otras hormonas que producen efectos sobre otros aspectos del funcionamiento del organismo también podrían experimentar desequilibrios en sus niveles.

Además, se observan efectos negativos del déficit calórico que se extienden más allá del período de competición y cuya intensidad varía según la rigurosidad de la dieta impuesta. A medio plazo, se observa una disminución del metabolismo en reposo [103] [104], lo que limita el gasto energético basal y, combinado con una disminución de la leptina, favorece el almacenamiento de lípidos en los tejidos adiposos. La leptina ayuda a estimular el gasto energético y a reducir la ingesta de alimentos. Es por eso que los patinadores que sufren una disminución en sus niveles de leptina se exponen a un aumento de peso después de la competición, lo que puede generar complejos y, por lo tanto, perpetuar el círculo vicioso del deseo continuo de pérdida de peso, que a veces puede llevar a enfermedades como la anorexia nerviosa.

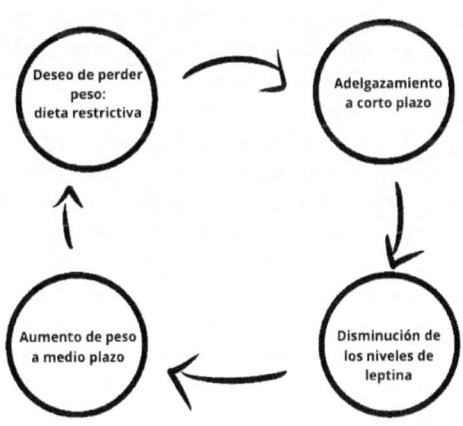

El círculo vicioso de las dietas restrictivas

Para concluir el tema de los efectos negativos de las dietas restrictivas, también es posible que estas tengan un efecto indirecto sobre la salud ósea. Sin ir más lejos, algunas hormonas que se ven afectadas por dichas dietas interactúan directamente con el esqueleto. Esto ocurre, entre otros casos, con la leptina, el IGF-1 y la insulina [105]. Si a esto le sumamos los efectos individuales de las diferentes deficiencias a las que te expones al comer de manera insuficiente obtendrás un resultado que se podría calificar como catastrófico.

Los 4 pilares de la preparación para una competición

Pilar 1: Asegurar un aporte energético adecuado

Entonces, si la práctica más común para mejorar el rendimiento en una competición no funciona tan bien como cabría esperar, ¿cómo podemos arreglar este problema? Este libro te propone cuatro pilares básicos sobre los que puedes guiarte para mejorar tu rendimiento o el de tus alumnos (según tu estatus de patinador o entrenador). El primero de estos pilares es garantizar un aporte energético suficiente. Es más, si un aporte energético insuficiente conlleva los efectos que hemos visto anteriormente, también existen formas de favorecer la acumulación de recursos energéticos adecuados para el momento de la competición.

En primer lugar, es necesario establecer una evaluación del aporte energético necesario para el funcionamiento óptimo del cuerpo. Para ello, se utiliza la fórmula que proporciona una estimación del metabolismo basal que hemos visto anteriormente, añadiendo al resultado el gasto calórico correspondiente a la competición (calentamiento, programas...). Todos los aportes alimenticios que hagamos durante el día tienen que cubrir el gasto energético total que hemos obtenido.

Como hemos visto anteriormente, los carbohidratos son la fuente «predeterminada» de energía para el cuerpo. Así que, tenemos que enfocarnos en su consumo añadiendo alimentos ricos en carbohidratos a la dieta base en las comidas previas a la competición. Tienen preferencia los alimentos con un índice glucémico bajo (pasta integral, arroz integral, lentejas) en la preparación, para que el cuerpo disponga de suficiente energía en el momento crucial. Además, el consumo de un alimento con un índice glucémico muy alto y fácil de digerir, como dátiles o un plátano maduro en la hora previa a la competición puede ser conveniente. Un aumento en los niveles de insulina en los días previos a la competición también puede favorecer la absorción de los carbohidratos. En efecto, es posible aumentar la producción de esta hormona, pero tendremos la oportunidad de volver a este tema con más detalle cuando tratemos el cuarto pilar [106].

Pilar 2: Cubrir las deficiencias

El segundo pilar de optimización de tu rendimiento en una competición consiste en asegurarte de que no tienes deficiencias en ningún nutriente esencial. Este punto podría parecer algo fuera de tema en cierta medida, ya que no se trata realmente de superar las capacidades naturales de tu cuerpo. De todas formas, antes de intentar mejorar tus habilidades básicas, el primer paso debería ser asegurarte de no perjudicarlas, y en términos de nutrición, esto se logra principalmente evitando deficiencias. Asimismo, este punto te brinda, en muchos casos, cierta ventaja sobre tus competidores, además de evitar limitaciones físicas, ya que los patinadores a los que te enfrentas pueden tener ciertas deficiencias, por las razones mencionadas al principio del capítulo.

Como hemos visto, una simple deficiencia, aparentemente insignificante, puede tener efectos desagradables en el organismo, como desequilibrios en la homeostasis, una disminución de la energía o incluso una degradación de tus habilidades cognitivas. En resumen, es preferible asegurarse de no tener deficiencias en tu alimentación antes de una competición y preferiblemente con la suficiente antelación como para poder corregirlas, si es necesario, mediante una modificación de tu alimentación. Para ello, no hay secretos, la mejor manera de detectar una deficiencia con precisión sigue siendo el análisis de sangre, que idealmente debe realizarse una semana antes de la competición. Es preferible que te acompañe un médico de atención primaria para interpretar los resultados que obtengas en el análisis y este último también podrá aconsejarte sobre la toma de posibles suplementos alimenticios en caso de que una adaptación de tu alimentación no sea suficiente.

Pilar 3: Favorecer el sueño previo

El tercer pilar, aunque esté solo indirectamente relacionado con la nutrición, es de suma importancia para sus capacidades físicas, lo que justifica su inclusión en este libro: el sueño. Se ha demostrado en varias ocasiones que un sueño adecuado tiene una importancia real en el aprovechamiento de las capacidades de tu cuerpo [107]. Un estudio también ha destacado la mejora en el rendimiento de varios atletas cuando duermen más, antes de una sesión de deporte, independientemente de cuál sea (el aumento del tiempo de sueño oscilaba entre 26 y 106 minutos en comparación con el tiempo normal) [108].

Para establecer el vínculo con la nutrición, hay varias formas de mejorar el sueño, algunas de las cuales implican hábitos alimenticios, el consumo de ciertas sustancias y evitar otras. Con el objetivo de ofrecer un enfoque lo más completo posible, no solo trataremos los aspectos de la mejora del sueño que están directamente relacionados con la nutrición [109]:

• Mantener horarios regulares de sueño mejora la calidad del mismo y facilita conciliar el sueño, ya que el cuerpo humano funciona mejor cuando sigue una rutina regular. Además, es preferible que los horarios de sueño coincidan con las fases del mismo. El sueño está organizado en ciclos de aproximadamente 90 minutos, divididos en varias fases sucesivas durante las cuales la recuperación no es la misma [110]. Durante las fases de sueño ligero, es fácil despertarse y la recuperación es mínima, mientras que en las fases de sueño profundo, despertarse es más difícil pero la recuperación es óptima. Cada ciclo consta de una fase de sueño ligero, seguida de una fase de sueño profundo, luego otra fase de sueño ligero y, finalmente, una fase de sueño REM, durante la cual se sueña. El objetivo es maximizar el tiempo total de sueño profundo durante la noche y despertarse en la segunda fase de sueño ligero del último ciclo.

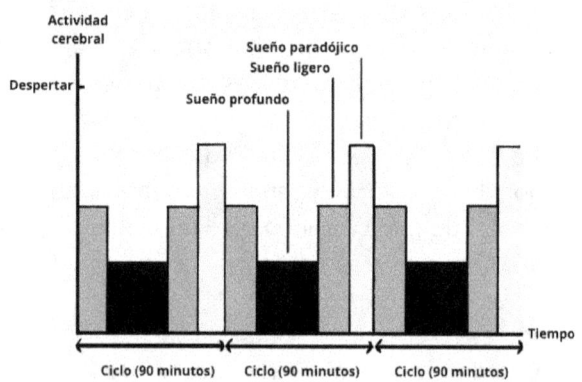

Las fases del sueño

- Controlar la exposición a la luz azul antes de dormir favorece el sueño reparador. Nuestro cuerpo regula el tiempo de sueño según la luz del día, la llamada «luz azul». El problema es que las pantallas que usamos (teléfono, televisión, ordenador) emiten una luz similar y tienden a desregular nuestro reloj interno si se usan demasiado cerca de la hora de acostarse. Para evitar este problema, puedes apagar todas las pantallas aproximadamente una hora antes de dormir y usar gafas con filtro anti luz azul durante este período.

- Al igual que la digestión compite con la actividad deportiva en la asignación de energía, también hace que el sueño sea menos reparador por la misma razón. Por lo tanto, es recomendable evitar alimentos pesados de digerir durante la cena y dejar suficiente tiempo entre la última comida del día y el momento de acostarse.

- También es preferible evitar fuentes importantes de energía antes de dormir para no estimular el metabolismo en exceso en un momento en el que no es necesario [111]. Esto incluye alimentos con un índice glucémico alto, así como aquellos que contienen sustancias estimulantes, como la cafeína (presente en el café), por ejemplo.

- Cuando sientes estrés antes de una competición, conciliar el sueño puede ser extremadamente difícil. Cada persona reacciona de manera diferente al estrés; afortunadamente, es posible contrarrestarlo gracias a una hormona llamada endorfina. Ningún alimento contiene esta hormona, pero consumir ciertos alimentos puede aumentar su producción natural, como es el caso del chocolate negro y el chile.

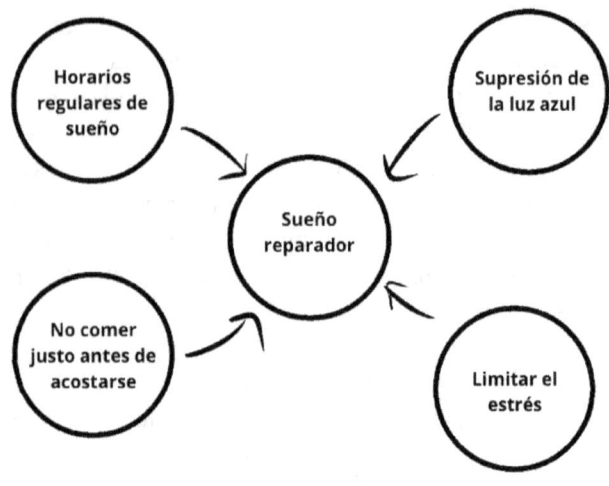

Los principales ejes para mejorar el sueño

Pilar 4: Favorecer las hormonas adecuadas

Finalmente, el último pilar para mejorar tu rendimiento es aumentar la producción natural de ciertas hormonas. Es bien sabido que cuando los niveles de ciertas hormonas aumentan, el rendimiento deportivo se ve afectado positivamente de manera más o menos directa. En consecuencia, la forma más común de dopaje para los atletas es aumentar artificialmente los niveles de estas hormonas, generalmente mediante la inyección de la hormona en cuestión. El dopaje, además de ser ilegal, suele ser un arma de doble filo, ya que los beneficios en el rendimiento derivados del uso de dichas sustancias casi siempre se contrarrestan y producen efectos negativos que a veces pueden ser irreversibles. Por ejemplo, el uso de inyecciones de la hormona del crecimiento puede favorecer el desarrollo de un cáncer que aún no se haya detectado, poniendo así en peligro la vida del atleta. La ilegalidad de las sustancias dopantes también implica una falta de controles en la producción de aquellas que se encuentran en el mercado negro a pesar de su prohibición, y por lo tanto, pueden haber irregularidades en su composición. El mundo de la competición deportiva está lleno de historias sórdidas de atletas que han utilizado productos dudosos, como los culturistas que contrajeron la enfermedad de Creutzfeldt Jakob, más conocida como «enfermedad de las vacas locas», después de utilizar una inyección de hormonas que se había producido con cadáveres infectados por la enfermedad [112].

Las hormonas que generalmente se encuentran en el dopaje son la eritropoyetina (EPO), las hormonas de crecimiento, la testosterona y la insulina. No es recomendable para tu salud, ni siquiera posible, alterar tus niveles hormonales a un nivel comparable al que se obtiene mediante dopaje sin recurrir a él. Aún así, tu cuerpo produce naturalmente todas estas hormonas y es posible aumentar su producción en proporciones que no supongan ningún peligro para tu organismo y, por supuesto, de manera completamente legal. Se entiende entonces que tu rendimiento en una competición será peor si no recurres al dopaje, pero aún así esto puede marcar la diferencia en un podio, lo cual es reconfortante dada la ausencia de riesgos.

Eritropoyetina (EPO)

La EPO no es una hormona en sí misma, aunque a menudo se la califica como tal por un abuso del lenguaje. En realidad es una citoquina, es decir, una proteína con un funcionamiento similar al de las hormonas, pero que se produce en respuesta a una señal, mientras que los niveles de secreción de las hormonas son relativamente estables (aunque pueden variar según las necesidades del cuerpo). Esta citoquina, por lo tanto, se produce principalmente en los riñones y en menor medida en el hígado [113]. Su función es regular la eritropoyesis, es decir, el mecanismo natural de producción de glóbulos rojos. Cuando los niveles de EPO aumentan, la producción y, por lo tanto, el nivel sanguíneo de glóbulos rojos aumenta en consecuencia, lo que permite aumentar la capacidad de transporte de oxígeno hacia los músculos y los órganos [114].

El nivel de EPO aumenta naturalmente en situaciones de hipoxia, es decir, cuando el hematocrito disminuye. Dado que el balance entre el riesgo y el beneficio de una disminución voluntaria del hematocrito no es concluyente, no se puede confiar en este mecanismo para aumentar la producción de EPO. De todas formas, es posible lograr un efecto similar al situarse geográficamente en un lugar donde el oxígeno es más escaso, como ocurre al ascender a altitudes elevadas. Así que irte de acampada a la montaña, aunque logísticamente sea exigente, puede ser una solución viable para aumentar la producción natural de EPO antes de una competición. Por supuesto, esta estrategia solo es factible si no tienes problemas cardíacos o enfermedades respiratorias. De lo contrario, la escasez de oxígeno puede ser problemática e incluso peligrosa. En caso de duda, es recomendable tratar el tema con un médico antes de tomar este enfoque.

Si no te interesa quedarte a dormir en la montaña, existe otro método mucho más fácil de implementar. Un estudio realizado en la Universidad de Tokio hace algunos años sugiere que un aumento de los oligosacáridos ramificados favorece la secreción de la EPO. Los oligosacáridos son combinaciones de varios carbohidratos simples, que pueden existir en forma ramificada o en forma de cadena. Los oligosacáridos ramificados se encuentran en vegetales y cereales, por lo que aumentar su ingesta alimentaria podría favorecer la EPO.

Es importante prestar atención a la consecuencia siguiente de este proceso: el aumento en la producción de glóbulos rojos causado por la EPO conlleva lógicamente un aumento en el consumo de los elementos utilizados en su fabricación, como el hierro. Por lo tanto, sin ajustar la ingesta de hierro, el aumento en su consumo podría llevar a una deficiencia [116]. Es necesario consumir más alimentos ricos en hierro, como la carne de res, las espinacas o las nueces cuando quieras maximizar la producción de EPO.

Hormonas de crecimiento GH e IGF-1

Las hormonas del crecimiento tienen un nombre bastante explicativo, ya que desencadenan el crecimiento del cuerpo durante la adolescencia, pero ese no es su único papel en el organismo. Se encuentran en la formación de tejidos y huesos, así como en el metabolismo de carbohidratos, proteínas y electrolitos. También ayudan a reducir la fatiga, estimulan la lipólisis y tienen un efecto anabólico, lo que demuestra su importancia en este capítulo. Generalmente, cuando se habla de hormona de crecimiento, se hace referencia a la famosa GH (hormona del crecimiento), pero no es la única hormona de crecimiento del cuerpo humano. La GH se produce en el cerebro en el complejo hipotálamo-hipofisario, bajo la regulación de la somatoliberina que activa su producción y de la somatostatina que la inhibe. Una vez producida, la GH activa la producción de IGF-1 (factor de crecimiento similar a la insulina 1) en el hígado y este último se libera luego en la sangre para actuar junto con la GH en la realización de los efectos mencionados anteriormente.

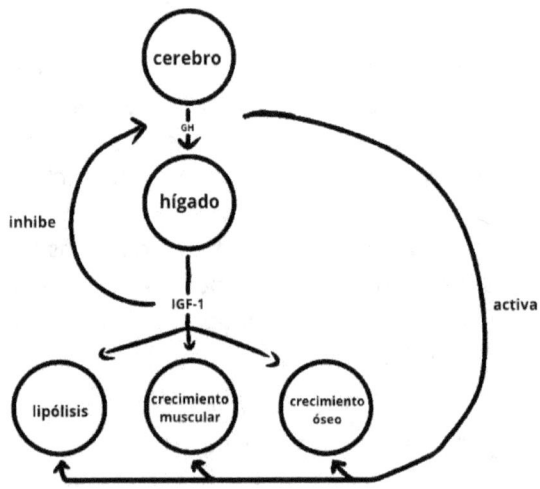

Funcionamiento de las hormonas del crecimiento

La mayoría de los hábitos tanto generales como alimentarios que conducen a un aumento en los niveles de la hormona del crecimiento están interrelacionados. Es importante tener en cuenta que la GH se produce principalmente durante las fases de sueño profundo, por lo que es bastante lógico que los nutrientes que favorecen este último tengan influencia en la maximización de la producción de GH [119]. Los nutrientes que toman parte en este proceso son el zinc y el magnesio, que favorecen el sueño profundo y la vitamina B6, que a su vez tiene efectos positivos en nuestro metabolismo. También es importante eliminar tanto como sea posible los carbohidratos simples que se encuentran en alimentos industriales, ya que inhiben la producción de GH, posiblemente aumentando la tasa de somatostatina [120].

También se sabe que la vitamina D está estrechamente relacionada con la GH, aunque no se ha demostrado la naturaleza exacta de esta relación. Dado que es posible que la vitamina D produzca estímulos en la producción de hormonas del crecimiento, puede ser recomendable consumir más alimentos que la contengan (pescados y derivados) [121].

En el caso específico de la GH y del IGF-1, el impacto positivo de estas hormonas se observa más a largo plazo que de manera puntual, por lo que es preferible prolongar los hábitos que maximizan su producción en el tiempo.

La testosterona

La testosterona es una hormona del eje gonadotrópico que se produce en su mayoría en los órganos reproductores masculinos y en menor medida en las glándulas suprarrenales en ambos sexos. Por lo tanto, será más fácil aumentar su producción en hombres que en mujeres. Los efectos de esta hormona, además de determinar las características físicas masculinas que le otorgan su popularidad, incluyen la disminución del catabolismo proteico [122], el aumento de la dopamina, lo que resulta en un aumento de la confianza en sí mismo y la estimulación de la síntesis proteica. También provoca una hipertrofia de las células musculares, lo que conduce a un aumento de la fuerza y la recuperación muscular [123].

Al igual que con otras hormonas mencionadas anteriormente, es posible favorecer la producción de testosterona mediante hábitos alimentarios. Esto implica principalmente reducir los carbohidratos simples sustituyéndolos por proteínas, a la vez que te aseguras de un aporte adecuado de lípidos, especialmente el «colesterol bueno» (es decir, el colesterol asociado a ácidos grasos insaturados), que es un precursor de la testosterona [124]. Este último punto supone una limitación de las dietas que eliminan las grasas de la alimentación, ya que la falta de lípidos impide al cuerpo producir testosterona, lo que conduce a un estancamiento en la pérdida de peso, especialmente en hombres. Además, un aumento de la vitamina D y de los fitonutrientes presentes en las verduras de la familia de la col también parecen ayudar a producir más de esta hormona [125]. Un estudio francés también mostró una correlación entre niveles elevados de testosterona y la elección de condimentar, o no, los platos. El estudio en cuestión no permite determinar si la capsaicina aumenta los niveles de testosterona o si es la testosterona la que origina el gusto por el picante, pero podría ser una pista interesante a explorar [126].

La insulina

La insulina es una hormona producida por el páncreas, cuyo papel principal es regular la glucemia. Facilita la entrada de la glucosa, que es la forma transportable de los carbohidratos en la sangre, en las diferentes células, especialmente las células musculares

[127]. También tiene un efecto anabólico y aumenta indirectamente la resistencia y la capacidad de recuperación, además de favorecer la producción de testosterona y hormonas del crecimiento [128].

Existen varias formas de mejorar tu nivel natural de insulina y la primera de ellas es reducir los carbohidratos simples en tu dieta diaria, ya que proporcionar carbohidratos simples al cuerpo aumenta considerablemente la glucemia. Por otro lado, el aumento del nivel de glucosa en la sangre proporciona energía a las células sin necesidad de favorecer su absorción con insulina. El cuerpo ajusta el nivel de insulina según sus necesidades, reduciendo su producción. Por el contrario, cuando dejas de proporcionar carbohidratos simples a tu cuerpo, tu nivel de insulina aumenta gradualmente para permitir el suministro de las células a pesar de la disminución de la glucosa. Puedes aprovechar este mecanismo limitando aún más los carbohidratos en los días previos a la preparación para una competición, para estimular tu cuerpo a producir más insulina en previsión de la misma [129].

Aunque ajustar la cantidad de carbohidratos es la forma más simple de variar los niveles de insulina en el cuerpo, algunos nutrientes, como las fibras solubles y los polifenoles, también tienen la capacidad de aumentar la sensibilidad a esta hormona. Lo mismo ocurre con el magnesio, que también tiene la capacidad de aumentar la sensibilidad a la insulina y, por lo tanto, favorecer su actuación [130].

Además, aumentar la producción de insulina también se puede lograr, de manera complementaria, mediante «mejoras» en el estilo de vida. Tener un sueño reparador y reducir el estrés (aunque esto sea más fácil decirlo que hacerlo en este caso específico) también son formas eficaces de aumentar la producción de insulina [131].

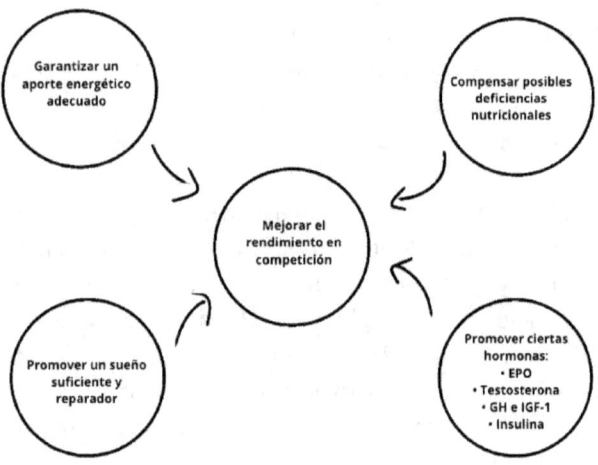

Los pilares fundamentales para prepararse para una competición

Parte 3
Problemas y desafíos nutricionales relacionados con el patinaje artístico

Capítulo 5
Problemas nutricionales y trastornos alimentarios comprensión y posibles soluciones

El patinaje artístico es probablemente una de las disciplinas deportivas que se ve más afectada por los problemas de salud relacionados con la falta de conocimientos sobre nutrición, ya sean puntuales o duraderos. En este deporte, los contratiempos como los picos de fatiga inoportunos o las disminuciones repentinas de la motivación son bastante comunes. Aunque otros aspectos de la vida a veces pueden contribuir al desarrollo de estos problemas, la nutrición suele ser la responsable. A veces, la falta de comprensión de los aspectos nutricionales, combinado con un entorno que favorece las inseguridades, lleva a algunos patinadores, y especialmente a las patinadoras, a desarrollar trastornos del comportamiento alimentario, más conocidos por su acrónimo «TCA».

Si la falta de conocimiento sobre nutrición puede favorecer, e incluso causar directamente, tales problemas, el conocimiento básico sobre las necesidades del cuerpo humano puede ayudarte a protegerte, al menos en parte. Este capítulo trata sobre los diferentes problemas que suelen experimentar los patinadores, cuya gravedad puede variar de un caso a otro. Para cada uno de estos problemas se hablará sobre sus posibles causas, así como sugerencias sobre cómo resolverlos, estén relacionados o no con la nutrición.

Los problemas recurrentes de los patinadores

La fatiga

La fatiga, aunque generalmente no presenta ninguna gravedad, puede arruinar una sesión de entrenamiento y, por ende, afectar a tu progreso, especialmente si es frecuente. Lo primero que debes hacer para resolver un problema de fatiga, independientemente de su cronicidad, es identificar su o sus causas. Esto también se aplica a los demás problemas estudiados en este capítulo. En casi todos los casos, la fatiga que experimentas proviene de una práctica deportiva demasiado exigente para tus capacidades de recuperación o de una alimentación inadecuada para tus necesidades [132].

Cuando entrenas demasiado intensamente, durante demasiado tiempo o ambas cosas, la fase de recuperación que sigue, es decir, el tiempo entre el final de tu entrenamiento y el inicio de la próxima sesión, no permite que tu cuerpo vuelva a su máximo rendimiento antes de retomar la actividad deportiva. Por lo tanto, comenzarás la siguiente sesión con capacidades ligeramente reducidas; esto se conoce como sobreentrenamiento [133]. Aunque una intensidad de entrenamiento alta de vez en cuando no es dramática, si este patrón se repite frecuentemente, se puede convertir en un problema. Cada día consecutivo en el que te sometas al sobreentrenamiento terminará empeorando la situación, ya que estás acumulando exceso de estrés corporal para el día siguiente.

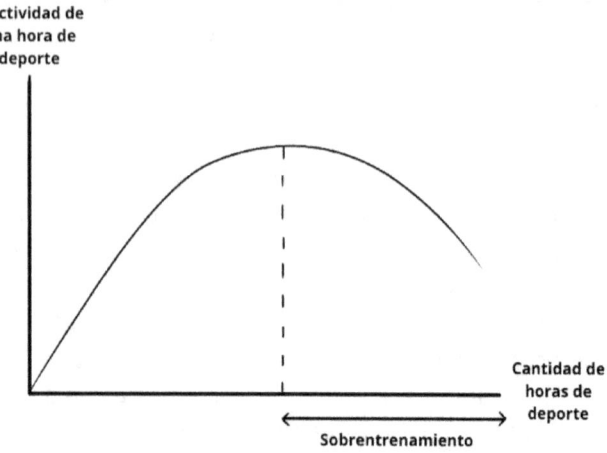

Efectividad de cada hora de entrenamiento según la cantidad de horas de entrenamiento en un período de tiempo reducido

Esta situación es mucho más común de lo que se quiere creer, especialmente en entornos competitivos donde el esfuerzo máximo es altamente valorado. Si bien es posible entrenar duro para obtener buenos resultados, caer en el sobreentrenamiento solo resultará en una disminución de tus rendimientos, de tu salud y, en consecuencia, de tu motivación [134]. Así es como se puede identificar una situación de sobreentrenamiento: entrenas duro, pero tu rendimiento disminuye y aumentar tu tiempo de entrenamiento no cambia nada. Esto a menudo lleva a los atletas a aumentar aún más su volumen de entrenamiento, debido a la creencia de que la disminución de su rendimiento se debe a una práctica insuficiente... y así es como se crea el círculo vicioso.

Para no caer en sobreentrenamiento, tienes dos opciones: puedes reducir el ritmo de entrenamiento o favorecer la recuperación fuera de las horas de práctica deportiva, siendo lo ideal combinar ambas. Reducir un poco tu cantidad de horas de entrenamiento puede dar miedo, especialmente si patinas a un nivel alto, ya que esto se asocia a una disminución del rendimiento. Aún así, es mejor patinar menos horas sintiéndote completamente energizado que patinar muchas horas durante las cuales la fatiga te impide patinar correctamente [135].

Por otro lado, puedes hacer que el proceso de recuperación sea más fácil, gracias a mejorar la calidad de tu sueño, ya que es durante el sueño cuando tu cuerpo se recupera mejor. Ya se sabe que el tiempo de sueño recomendado es de 8 horas y cumplir con esta recomendación ya es un buen comienzo. Ciertamente, no es fácil para todos «controlar» el sueño, pero puedes lograrlo más fácilmente siguiendo los consejos del capítulo anterior.

Algunas hormonas, mencionadas anteriormente en el libro, también favorecen la recuperación y reducen la fatiga. Este es el caso de la insulina y de la hormona del crecimiento. Favorecer su producción puede ser efectivo para mejorar tus capacidades de recuperación, en complemento con un sueño adecuado, por supuesto.

Aunque el sobreentrenamiento sea la causa potencial más evidente de la fatiga, la disminución de energía también puede ser la causa de una alimentación inadecuada. La aparición de la fatiga es una consecuencia directa de una ingesta alimentaria insuficiente en términos energéticos [136]. Afortunadamente, es bastante fácil diagnosticar el problema, si lo hay, ya que solo necesitas comparar tu gasto energético con tus ingresos energéticos en un día determinado.

Como ejemplo, si patinas durante cinco horas a alta intensidad en un día, tu gasto energético será más o menos igual a tu metabolismo basal más 5000 kcal. Si, además de esto, la suma de las calorías de tus comidas durante el día asciende a 2500 kcal, te encontrarás rápidamente en una situación de déficit energético.

En caso de encontrarte en esta situación, la solución a tu problema sería aumentar las porciones de comida. Si has desarrollado hábitos de subalimentación por diversas razones, aumenta las cantidades progresivamente en lugar de hacerlo de golpe para permitir que tu cuerpo se adapte. El sistema digestivo tiende a reaccionar bastante mal ante cambios drásticos y repentinos en la alimentación, ya sea en cuanto a la naturaleza de los alimentos o a su cantidad.

Por último, la fatiga, especialmente cuando es prolongada en el tiempo, puede ser consecuencia de una deficiencia en uno o varios micronutrientes esenciales. Si estás cansado a pesar de tener un volumen de entrenamiento razonable y un aporte energético suficiente, es muy probable que la causa del problema sea una deficiencia específica. Aunque esto no significa necesariamente que la fatiga sea causada únicamente por una deficiencia cuando no hay otros problemas. Es posible acumular sobreentrenamiento, déficit energético y deficiencias [137].

Si crees que tienes una deficiencia pero no sabes qué nutriente falta en tu alimentación, una vez más, el método más simple para diagnosticar la deficiencia es un análisis de sangre. Dado que la mayoría de los micronutrientes están relacionados con la aparición de fatiga en caso de deficiencia, la identificación a partir de los síntomas es bastante difícil.

Por supuesto, un golpe de fatiga puede afectar a cualquiera y no necesariamente significa que exista una deficiencia, sobreentrenamiento o déficit energético. Es más bien el carácter prolongado o repetido de esta fatiga lo que se considera como un síntoma de uno de estos problemas. En caso de fatiga antes de un entrenamiento, lo más sencillo es comer una fruta con un índice glucémico elevado para proporcionar carbohidratos rápidamente a tu organismo, y por lo tanto, energía.

La disminución de la motivación

Una disminución de la motivación suele estar relacionada con un aumento de la fatiga. En este caso, puede tener las mismas causas o ser directamente causada por esta última [138]. El hecho de observar una disminución en el rendimiento debido a la fatiga generalmente tiene un efecto perjudicial en la determinación y el ánimo de los atletas. Así, en el caso de una disminución de la motivación que ocurre al mismo tiempo que un aumento de la fatiga, a veces puede ser suficiente ocuparse de la fatiga para resolver ambos problemas a la vez. En algunos casos, una deficiencia específica de un micronutriente también puede causar la disminución de la motivación. En este caso, la disminución de la motivación no desaparecerá al resolver el problema de la fatiga, por lo que deberás realizar ajustes en la alimentación e incluso tomar suplementos según corresponda para solucionar el problema [139].

También es posible influir en cierta medida en la disminución de la motivación de manera puntual. El consumo de azúcares rápidos, aunque no se recomienda ampliamente en la alimentación, puede mejorar temporalmente el ánimo. De todas formas, no debes abusar de este mecanismo, ya que parece que un aporte puntual de carbohidratos simples tiende a mejorar el ánimo, pero generalizar este comportamiento produce el efecto contrario a largo plazo. Además del azúcar, la cafeína también parece tener un efecto negativo en el ánimo y la motivación a largo plazo, a pesar de sus efectos puntuales. En resumen, se debe evitar en la medida de lo posible la cafeína y los azúcares rápidos en general, pero en caso de que ocurra una disminución de la motivación, un consumo moderado de los mismos puede ser una solución interesante [140].

El patinaje artístico y los trastornos alimentarios

Más allá de los problemas de motivación y fatiga, el patinaje artístico es un deporte particularmente expuesto a lo que se llama trastornos alimentarios (o TCA). Esta denominación engloba las diferentes alteraciones de los hábitos alimentarios que resultan en una degradación de la salud. Se observan dos tipos de TCA en los patinadores: la anorexia y la ortorexia. Es aún más importante saber identificarlos, ya que algunos de tus amigos o alumnos, según tu situación, podrían estar sufriendo estos trastornos en este momento sin darse cuenta. Esta sección del libro fue escrita en parte gracias al testimonio de una ex anoréxica, actualmente terapeuta en el Centro Hospitalario Universitario de Nantes, que aceptó hablar sobre su enfermedad y los métodos utilizados para curarla [141].

La abundancia de casos de TCA en el patinaje artístico no surge de la nada. Para retomar el estudio del que hablábamos en la introducción de este libro, las personas que practican deportes artísticos (patinaje artístico, danza, equitación, entre otros) son más susceptibles a desarrollar diversas formas de trastornos alimentarios en comparación con aquellas que practican deportes arbitrados (fútbol, rugby, entre otros) [2]. La predominancia femenina en el deporte también explica en parte este fenómeno, ya que el 85% de las personas afectadas por los TCA son mujeres [142] [143]. Además, la cultura de la pérdida de peso, de la cual hemos hablado anteriormente, también es responsable, especialmente cuando se ve potenciada por el aspecto competitivo del deporte y la relativa falta de conocimiento nutricional de los practicantes.

La anorexia nerviosa

La anorexia nerviosa es una enfermedad psiquiátrica que afecta principalmente a las personas de entre 14 y 17 años. La mayoría de las personas anoréxicas tienen en común tener altas exigencias con respecto a su cuerpo, su rendimiento deportivo y sus resultados profesionales o escolares, mientras que carecen de confianza en sí mismas. Esta situación provoca un malestar que tiende a aumentar con el tiempo, lo que lleva a la aparición del trastorno alimentario. A medida que la enfermedad avanza, las personas anoréxicas desarrollan una obsesión irracional por su peso, al que atribuyen el origen de su malestar. También es importante saber que esta obsesión lleva a los enfermos a verse más corpulentos de lo que realmente son, lo que los impulsa a seguir adelgazando incluso después de haber alcanzado un IMC irrazonablemente bajo [144].

Desde las primeras semanas de la enfermedad, el orgullo de haber perdido peso, junto con las hormonas que libera el cuerpo ocasionalmente, el paciente se ve envuelto en un círculo vicioso que lo impulsa a seguir adelante en su proceso de adelgazamiento. En algunos casos, esto también puede suscitar la admiración por parte de las personas de su entorno y hacerle creer que puede ascender socialmente acelerando el ritmo. Debido a que la anorexia es nociva para la salud, se clasifica médicamente como «adicción» en las instituciones de salud.

A semejanza de muchas enfermedades psiquiátricas, la anorexia nerviosa puede presentarse en varias formas, siendo la más común conocida como anorexia restrictiva. Consiste, como su nombre indica, en una restricción de las cantidades de alimentos ingeridos, a menudo asociada con un aumento en la práctica deportiva. Los anoréxicos rara vez son conscientes de que están enfermos, pero algunos signos son característicos de esta enfermedad y pueden alertarte, ya sea en relación con un ser querido o contigo mismo [145]:

• En el caso de una anorexia reciente, se puede observar en el paciente una pérdida de peso significativa en un período de tiempo corto. No será posible observar esta evolución en personas enfermas desde hace varios meses o años. En este caso, una extrema delgadez puede alertarte, pero ten en cuenta que una persona que consideres delgada no necesariamente tiene anorexia.

• Generalmente, los anoréxicos sienten cierto orgullo por haber logrado perder peso, pero tienden a negar su delgadez cuando se les señala.

• Las deficiencias inherentes a esta enfermedad provocan cambios de humor y deterioro del sueño en los enfermos. Por lo tanto, es común ver a una persona con anorexia estar cansada e irritable.

A veces, la anorexia restrictiva se convierte en anorexia «purgativa», que es la segunda forma de la enfermedad. En este caso, además de restringir las cantidades de alimentos, los enfermos se inducen el vómito si consideran que han comido en exceso. El paso de la anorexia restrictiva a la anorexia purgativa suele ocurrir después de un desliz en la dieta que el enfermo se impone. Por miedo a engordar debido a este desliz, el enfermo se fuerza a vomitar, lo que abre la puerta a posibles repeticiones de este proceso.

Esta forma de la enfermedad es mucho más peligrosa, ya que los vómitos repetidos pueden causar hipopotasemia, es decir, una grave deficiencia de potasio que a su vez puede provocar un paro cardíaco y, por lo tanto, la muerte del paciente. Sin necesariamente llegar a tales extremos, los jugos gástricos regurgitados dañan rápidamente el esófago y erosionan los dientes del enfermo, lo que puede causar otros problemas de salud, incluso a largo plazo.

Además de los síntomas mencionados anteriormente para identificar la enfermedad, las personas con anorexia bulímica comienzan a desarrollar poco a poco una cicatriz en la base de su dedo medio e índice debido al roce con los dientes cuando se introducen los dedos en la boca para provocar el vómito. Esto puede ser un buen indicador para identificar la enfermedad en un ser querido.

Si te identificas con los diferentes síntomas mencionados o si crees que alguien que conoces padece esta enfermedad, es importante hablarlo con tu entorno y considerar la posibilidad de contactar a un médico especializado en trastornos alimentarios. Salir de la anorexia es un proceso largo y difícil, pero se facilita con una intervención rápida. Los tratamientos varían según las instituciones de salud, pero generalmente tienen en común aislar al paciente del entorno que favoreció el desarrollo de la enfermedad, con una rigurosidad inversamente proporcional al IMC (índice de masa corporal).

También es posible salir de la anorexia por ti mismo, siempre y cuando se cuente con un buen apoyo. Este proceso es difícil, especialmente si la enfermedad ha estado presente durante mucho tiempo. No existe un método científico consensuado para salir de la anorexia por tu cuenta, pero los testimonios al respecto destacan la aceptación por parte del paciente de su cuerpo, junto con un aumento gradual de las porciones de alimentos hasta alcanzar un nivel normal. El apoyo emocional y el acompañamiento por parte de los seres queridos en este proceso son fundamentales, pero es importante asegurarse de que la atención prestada al paciente por su entorno no lo impulse a mantenerse en la enfermedad con el fin de conservar esta atención.

La ortorexia

El segundo trastorno alimentario comúnmente encontrado en los patinadores es la ortorexia. Menos conocida que la anorexia, esta enfermedad no implica necesariamente un deseo de adelgazar, sino más bien una obsesión del paciente por controlar su entorno, especialmente los alimentos que consume. De este modo, la persona afectada por la ortorexia a menudo está obsesionada con la idea de tener una alimentación saludable, lo cual no es fundamentalmente perjudicial en sí mismo, pero aún así refleja cierto malestar y puede plantear problemas en algunos casos.

La ortorexia casi siempre tiene su origen en una falta de confianza en sí mismo por parte del paciente, o en un trauma relacionado con un evento durante el cual perdió el control sobre su vida. El cerebro entonces busca compensar excesivamente el trauma o la falta de confianza en sí mismo con un deseo excesivo de control [146].

Esta enfermedad es más difícil de identificar que la anorexia, ya que no necesariamente tiene un impacto visible en el físico. Dicho esto, a veces lleva al paciente a desarrollar hábitos alimenticios extremos, que pueden representar un riesgo para su salud, especialmente cuando tienen poco conocimiento sobre nutrición. Por ejemplo, puede suceder que el paciente, mal informado o influenciado por falsas creencias, adopte una dieta perjudicial para su salud. Además, los comportamientos causados por la ortorexia a menudo llevan a los pacientes a aislarse y recluirse en sí mismos, lo que puede tener efectos negativos en su salud mental (incluso hasta llegar a la depresión).

Cuando nos enfrentamos a una persona con ortorexia, es importante, en primer lugar, no fomentar la enfermedad aplaudiendo su comportamiento. Las interacciones humanas, siempre que sean saludables, solo pueden beneficiarla, pero salir de la ortorexia solo puede lograrse de manera efectiva con la ayuda de un especialista en TCA, y posiblemente un médico nutricionista para orientar a la persona hacia hábitos alimenticios saludables [147].

Sea cual sea el trastorno alimentario, es más fácil superarlo recibiendo lo antes posible la ayuda de profesionales cualificados. Desafortunadamente, algunos pacientes tardan en recibir tratamiento debido al temor al juicio de los demás. No tienes por qué tener vergüenza de desarrollar un TCA. Puede ocurrirle a cualquiera en circunstancias favorables, y sobre todo, tú no tienes la culpa.

Después de 5 años de antigüedad, un trastorno alimentario se considera crónico. En este punto, los profesionales consideran que es extremadamente difícil superarlo. En cuanto a la naturaleza del tratamiento, las terapias sin medicamentos parecen ofrecer mejores resultados, especialmente a largo plazo. Este tema fue parte del testimonio que ayudó a escribir este capítulo y el extracto merece ser citado tal cual:

«Recurrir compulsivamente a los antidepresivos, aunque sea elogiado por algunos médicos, nunca conduce a nada bueno. Solo sirven para salir de una pendiente resbaladiza cuando no se está en condiciones de seguir una terapia en ese momento. Es cierto que en Francia tenemos una cultura de la medicación, pero los antidepresivos me han hecho mucho más daño de lo que me han ayudado.»

La prevención de los trastornos alimentarios

El dicho «más vale prevenir que curar» podría haber sido creado para los trastornos alimentarios, ya que es tan significativo en su caso. Si cualquiera puede desarrollar un TCA en circunstancias favorables, la aparición de estas enfermedades nunca es inevitable. Por lo tanto, es posible prevenir la aparición de uno u otro trastorno alimentario mediante diversos medios, aunque actualmente no existe un método único que sea consensuado entre los especialistas.

Los métodos comúnmente elogiados consisten, por un lado, en identificar y neutralizar los diferentes factores que pueden llevar a una persona a caer en un trastorno alimentario, y por otro lado, en favorecer aquellos que la protegen contra su aparición [144].

Los diversos factores de riesgo que favorecen el desarrollo de los trastornos alimentarios [148] pueden abordarse de dos formas que podemos categorizar en dos grupos: aquellos en los que se puede actuar (relaciones humanas, percepción de los estándares sociales y culturales, entorno laboral, etc.) y aquellos en los que no es razonablemente posible (genética, pubertad, traumas, etc.). De esta manera, podemos centrarnos más fácilmente en los factores que sí nos permiten limitar su impacto negativo.

Por otro lado, varios elementos ayudan a prevenir la aparición de trastornos alimentarios:

• Trabajar en mejorar la autoestima, posiblemente con la ayuda de un psicólogo.

- Esforzarse por mantener relaciones humanas satisfactorias y no dejarse abrumar por las emociones.

- Desarrollar conocimientos sobre nutrición, especialmente sobre los beneficios de una alimentación adecuada y las desventajas de no hacerlo.

Los TCA comunes en el mundo del patinaje			
TCA	causas	prevención	solución
Anorexia	Requisitos físicos Demandas altas en diferentes aspectos de la vida Malestar, potencialmente debido a relaciones humanas Falta de conocimiento sobre nutrición	Neutralización de los factores de riesgo (relaciones, percepciones de estándares socioculturales, entorno laboral...) Acompañamiento por un psicólogo	Acompañamiento médico Hospitalización en casos graves Apoyo del entorno
Ortorexia	Obsesión por el control, especialmente en la alimentación Falta de confianza en uno mismo Trauma	Relaciones humanas saludables Conocimientos sobre nutrición	Relaciones humanas saludables

Los trastornos alimentarios en el patinaje artístico

Capítulo 6
Perder peso sin afectar a tu salud o rendimiento

Seguramente habrás notado que muchos patinadores buscan perder peso, ya sea por diversas razones que pueden ser racionales o no. Si el deseo de perder peso bajo la influencia de un entorno tóxico o de un TCA no es algo bueno, no hay nada problemático en ello si se deriva de una elección informada que solo tú puedes tomar.

Es posible adelgazar sin desarrollar deficiencias ni desequilibrar tus niveles hormonales, pero es importante saber cómo hacerlo. Antes de considerar los métodos disponibles para perder peso, pregúntate si realmente quieres hacerlo y si no te estás dejando influenciar por otra persona. Este proceso implica ciertas restricciones alimentarias que son más fáciles de mantener a largo plazo si has tomado la decisión por ti mismo. Por el contrario, si son tus familiares o tu entrenador los que te han alentado a perder peso, es más probable que cometas errores en su dieta.

El término «dieta» suele tener una connotación negativa en la cultura popular, ya que se asocia a prácticas como las dietas extremadamente restrictivas. En realidad, este término simplemente se refiere a un patrón alimentario específico, sea cual sea. Por lo tanto, no tienes que sentirte tenso cuando escuches esta palabra, ya que no tiene más peso que otros términos como «hábitos alimentarios» o simplemente «alimentación».

El objetivo principal de este capítulo es ayudarte a perder peso sin que afecte a tu rendimiento sobre el hielo ni a tu salud, tanto a corto como a largo plazo. Esto implica dos enfoques: regular la ingesta energética por un lado y favorecer los mecanismos fisiológicos naturales que ayudan a perder peso por otro. Además, agregar a tu entrenamiento deportivo actual algunas horas de ejercicio de resistencia (natación, ciclismo o simplemente más sesiones de patinaje) puede aumentar el gasto energético y, por lo tanto, favorecer la pérdida de peso, siempre y cuando evites el sobreentrenamiento, como comentamos anteriormente.

La regulación de la ingesta energética

Lo que comúnmente llamamos «grasa» y de la cual te quieres deshacer para tu pérdida de peso, es en realidad la reserva de lípidos del cuerpo. Este tiene la capacidad de almacenar energía en forma de triglicéridos [150] en los tejidos adiposos ubicados bajo la piel, todo en proporciones que varían según la genética, además de ciertos factores como la edad. Hay cierta injusticia en esto, ya que dos personas seleccionadas al azar de la población probablemente no tendrán la misma propensión a almacenar lípidos con una alimentación igual. En general, se dice que se tiene un metabolismo «lento» si se aumenta de peso fácilmente y «rápido» si no se gana peso, a pesar de una ingesta calórica.

Para eliminar estas reservas de lípidos de manera natural, no hay ningún secreto: debes incitar a tu cuerpo a utilizarlos como sustrato energético. El cuerpo utiliza prioritariamente los carbohidratos contenidos en los alimentos que ingieres y las reservas de glucógeno hepático para este fin. Por lo tanto, es necesario limitar los carbohidratos en la dieta, de manera que la ingesta energética diaria sea inferior al gasto energético, para que el cuerpo se vea obligado a recurrir a estas reservas de lípidos para abastecer de energía a los músculos cuando haces deporte.

Uno podría pensar, de manera bastante lógica, que los lípidos son el macronutriente a limitar prioritariamente para este fin, pero sería un error. Aunque los lípidos proporcionan más energía, en igual cantidad, que los otros macronutrientes, también son precursores de varias hormonas implicadas en la pérdida de peso, cuyos niveles pueden disminuir si se reduce la ingesta lipídica. Además, los lípidos actúan sobre la sensación de saciedad y su ausencia en la dieta te expone a la tentación de picar entre horas [151].

En realidad, modificando las cantidades de carbohidratos que consumes puede limitar de manera más efectiva la ingesta energética, sin que esto afecte a tus niveles hormonales. Para ello, lo primero que debes hacer es eliminar todos los carbohidratos simples de tu dieta, con la excepción de los que se encuentran en las frutas. Puedes olvidarte de los refrescos, las galletas, los productos lácteos y otros dulces. Luego, limita las porciones de carbohidratos complejos de manera que tu ingesta energética sea aproximadamente un 10% inferior a tus gastos en un día típico. Este nivel puede ajustarse más adelante para controlar la velocidad a la que estás perdiendo peso. Debes limitar la pérdida de peso a aproximadamente 500 gramos por semana, ya que más allá de este nivel de pérdida de peso, se observa una disminución en las capacidades deportivas [152].

Para seguir la evolución de tu peso con el tiempo, el uso de una balanza es más que suficiente, siempre y cuando no te peses con demasiada frecuencia. Tu peso puede variar en varios cientos de gramos en una dirección u otra durante el transcurso de un día, por ejemplo, durante una comida. La mejor manera de que no te veas afectado negativamente en el seguimiento de tu pérdida de peso por estas fluctuaciones es que te peses una vez por semana, y preferiblemente, a una hora regular.

Además de las reservas de lípidos, parte de lo que se considera como sobrepeso puede ser debido a un mecanismo completamente independiente de los tejidos adiposos. Cuando se consume sal en abundancia, lo que es frecuente en los hábitos alimentarios modernos, el cloruro de sodio (el nombre científico de la sal) causa un fenómeno llamado retención de agua en los tejidos del cuerpo. Estos se llenan de agua, lo que los hace hincharse y le da a la piel un aspecto similar al que daría el exceso de grasa.

Debes saber que los alimentos procesados que consumimos habitualmente son muy ricos en sal y, por lo tanto, son suficientes para satisfacer nuestras necesidades diarias de sodio. Todo el exceso de sal que se introduce en el organismo más allá de tus necesidades contribuye al fenómeno de retención de agua. Para compensar esto, basta con no abusar de los alimentos procesados y eliminar la sal de su dieta tanto como puedas, lo cual suele ser suficiente para volver a niveles normales. Además de reducir la sal de la dieta, un aumento razonable en la ingesta de potasio permite obtener mejores efectos. Así que puedes agregar alimentos ricos en potasio (como chocolate negro, café, comino) a tu dieta junto con la limitación de sal para ir más allá. Algunos alimentos también contienen sustancias que favorecen la retención de agua y también deben limitarse para perder peso. Este es el caso de los pasteles, las harinas refinadas, los productos lácteos y el alcohol, que, por cierto, deben ser eliminados de cualquier dieta que pretenda ser saludable [153].

La optimización fisiológica

Entre la multitud de mecanismos fisiológicos de tu organismo, favorecer algunos puede ayudar a perder peso. Para ello, es necesario saber cuáles son y qué los desencadena. En el caso de la pérdida de peso, los mecanismos que nos interesan son principalmente aquellos que promueven el uso de las reservas de lípidos como sustrato energético, aquellos que aumentan el gasto energético con un esfuerzo constante y aquellos que ayudan a limitar la ingesta de alimentos.

El medio más simple y evidente para aumentar el gasto energético con un esfuerzo físico igual es aumentar tu metabolismo. Esto es una buena noticia, ya que varios puntos que ya hemos tratado en este libro pueden ayudarte a aumentarlo, o al menos a evitar que se ralentice. La reducción de las porciones de alimentos implica inevitablemente una ligera disminución del metabolismo, lo que puede obstaculizar la pérdida de peso si no se compensa a nivel fisiológico. Esto puede lograrse mediante la eliminación de los carbohidratos simples de la dieta, mejorando el sueño o simplemente practicando patinaje artístico. Cabe destacar que practicar un deporte aumenta el metabolismo de forma general [154].

Puedes aumentar tu metabolismo a través de la alimentación al aumentar la proporción de proteínas en tus comidas a expensas de los carbohidratos. De todas formas tienes que tener cuidado de no abusar de los alimentos ricos en proteínas, ya que esta práctica tiende a acidificar el cuerpo y favorece el desarrollo de enfermedades metabólicas [155]. La proporción de lípidos, por otro lado, debe permanecer sin cambios para no desregular los niveles hormonales.

Además de las porciones de los diferentes macronutrientes, algunas sustancias que se encuentran en alimentos específicos también tienen el efecto de aumentar el metabolismo:

• El pimiento, que contiene capsaicina [156].

• El café, que contiene cafeína [157].

• La pimienta negra, que contiene piperina [158].

• La canela, que contiene aldehído cinámico. Este es un flavonoide que, además de aumentar el metabolismo, es un antioxidante reconocido [159].

Si recuerdas el capítulo 4, habrás notado que algunas hormonas sobre las que hablamos allí también tienen el efecto de aumentar el metabolismo, como la testosterona, y en menor medida, las hormonas del crecimiento. La hormona tiroidea T3 también cumple esta función, que como su nombre indica, se produce en la glándula tiroides [160]. Se puede estimular su producción asegurando un consumo adecuado de omega 3, selenio, zinc, magnesio y yodo.

Sería una lástima limitarse únicamente a acelerar el metabolismo cuando se busca aprovechar los mecanismos hormonales para perder peso. Existen otras cinco hormonas y péptidos que también nos interesan a pesar de sus funciones independientes sobre el metabolismo: la adiponectina, la leptina adipocina, el PYY, el polipéptido pancreático y la oxitocina.

La adiponectina y la leptina adipocina son hormonas anorexígenas adiposas, lo que significa que favorecen la pérdida de peso. La investigación científica aún es limitada en este tema, pero tiende a mostrar que estas hormonas desempeñan un papel regulador al promover el uso de las reservas de lípidos como sustrato energético [161]. Por supuesto, actualmente no se puede afirmar con certeza que estas hormonas te ayudarán a perder peso, pero las posibilidades de que así sea son relativamente altas. La adiponectina se produce naturalmente a partir de AMPc en cantidades significativas cuando se lleva un estilo de vida deportivo y una alimentación saludable [162]. Por otra parte, se puede favorecer la producción de la leptina adipocina gracias a una dieta rica en fibra y omega 3.

Uno de los problemas a los que nos enfrentamos cuando adoptamos una alimentación que no cubre completamente el gasto energético es la tentación de picar entre comidas. Afortunadamente, algunas hormonas actúan sobre la saciedad y pueden ayudarte a resistir la tentación de comer más de lo necesario. Este es el caso de la oxitocina, que no tiene un impacto directo en las reservas de lípidos ni en el metabolismo, pero tiene la particularidad de inhibir los mecanismos relacionados con el placer [163], que es especialmente responsables de la adicción al azúcar (se estima que cerca del 10% de la población francesa tiene adicción al azúcar [164]). La oxitocina se produce naturalmente durante el parto y en situaciones placenteras, como las relaciones sexuales, pero también al consumir alimentos que te gustan. Fomentar esta hormona, desde el punto de vista alimentario, dependerá principalmente de la elección de los platos, que deben ser aquellos de los que más disfrutas. Además, una dieta rica en pescado proporciona al cuerpo vasotocina, que es necesaria para la producción de oxitocina [165].

El péptido YY 3-36 y el polipéptido pancreático, que también contribuyen a la sensación de saciedad, se secretan en el sistema digestivo en cantidades proporcionales a las calorías ingeridas en una comida [166]. Así que, no es posible alterar sus niveles mientras se limita la ingesta calórica. En lugar de aumentar sus niveles, es importante no reducirlos excesivamente al disminuir las porciones alimenticias, de ahí la limitación de la reducción de la ingesta calórica al 10% del gasto energético.

Al igual que deseamos favorecer las hormonas llamadas anorexígenas cuando buscamos perder peso, también es importante limitar, o al menos no favorecer, aquellas que podríamos calificar como orexígenas (que provocan o favorecen el aumento de peso). Estas son un conjunto de sustancias cuya función es promover el almacenamiento de energía y, por lo tanto, el aumento de peso. Esto incluye, por ejemplo, la grelina, el NPY (neuropéptido Y) o la AgRP (proteína relacionada con el agutí) [167].

Sin entrar en detalles sobre su funcionamiento para no alargarnos mucho, es importante saber que el estrés, la falta de sueño y los cambios drásticos en los hábitos alimenticios favorecen la producción de estas sustancias, así como. Por lo tanto, es preferible adoptar un estilo de vida saludable y regulado, así como realizar cambios en tu alimentación de manera gradual, para evitar los efectos negativos asociados con el aumento de los niveles de estas hormonas.

Las hormonas útiles para la pérdida de peso			
hormonas		efecto sobre el peso	¿qué hacer?
hormonas para favorecer	Testosterona	Aumento del metabolismo	Reducir los carbohidratos, aumentar las proteínas, el colesterol HDL, la vitamina D y los fitonutrientes presentes en las verduras de hoja
	Hormona del crecimiento	Aumento del metabolismo, utilización de los lípidos	Dormir lo suficiente, aumentar el zinc, el magnesio y la vitamina B6
	T3	Aumento del metabolismo	Aumentar los omega 3, el selenio, el zinc, el magnesio y el yodo
	Adiponectina	Hormona anorexígena	Estilo de vida activo, alimentación saludable
	Leptina adipocina	Hormona anorexígena	Aumentar la fibra y los omega 3
	Oxitocina	Ayuda para resistir la tentación de picar	Comer alimentos que te gusten, consumir más pescado
	PYY y péptido pancreático	Ayuda para resistir la tentación de picar	No reducir la ingesta calórica de manera irracional
hormonas para minimizar	Ghrelina	Estimulación de la ingesta alimentaria	Mantener un estilo de vida saludable y regular, evitar cambios drásticos en la alimentación
	NPY		
	AgRP		

Enfoque hormonal para la pérdida de peso

Ejemplo de comidas durante un día para perder peso	
comida	composición
desayuno	Un plátano y un café
almuerzo	300 g de pollo al coco, 300 g de arroz picante, 100 g de brócoli al vapor
merienda	Unos cuadritos de chocolate negro y una manzana
cena	Un filete de salmón a la sartén (300 g), con pimienta negra y bayas, 100 g de zanahorias al vapor
Aporte energético: 1900 Kcal alrededor del 90% del gasto energético	

Ejemplo de comida para un día con una hora de deporte, para una patinadora de 18 años, practicante de un deporte recreativo, con el objetivo de perder peso

APOYA A TUS AUTORES

★★★★★

Si te gusta mi libro, apóyame tomándote un minuto para dejar una reseña en

Leo todas las reseñas.

Solo tienes que escanear el código QR con tu teléfono.

Tabla de contenido

Prólogo **5**

Los macronutrientes **13**

Los carbohidratos **15**
Los carbohidratos simples 17
Los carbohidratos complejos 20

Los lípidos **22**
El colesterol 23
Los ácidos grasos 26
Los fosfolípidos 31

Las proteínas **34**

El agua **44**
El papel del agua en el organismo 46

Los micronutrientes **49**

Las vitaminas **53**
Las Vitaminas Hidrosolubles 55
Las vitaminas Liposolubles 61
Los radicales libres 65
Los polifenoles 66

Los minerales **68**
El calcio 68
El magnesio 69
El fósforo 70
El sodio 71
El potasio 72

Los oligoelementos **74**

Aplicación de la nutrición a la práctica del patinaje artístico **77**

La alimentación de los patinadores **79**

La alimentación antes del entrenamiento 81

Los aportes energéticos durante el entrenamiento .. 83

La alimentación después de un entrenamiento 86
    La cuestión de los suplementos alimenticios 88

La alimentación del patinador: enfoque general 90
    El patinaje artístico y el sistema inmunológico 93
    Las dietas vegetarianas y veganas 94

Preparación para una competición 99

Los 4 pilares de la preparación para una competición
.... 107
    Pilar 1: Asegurar un aporte energético adecuado 107
    Pilar 2: Cubrir las deficiencias 108
    Pilar 3: Favorecer el sueño previo 109
    Pilar 4: Favorecer las hormonas adecuadas 112

Problemas y desafíos nutricionales relacionados con el patinaje artístico 121

Problemas nutricionales y trastornos alimentarios comprensión y posibles soluciones 123

Los problemas recurrentes de los patinadores 125
    La fatiga 125
    La disminución de la motivación 129

El patinaje artístico y los trastornos alimentarios ... 131
    La anorexia nerviosa 132
    La ortorexia 135

La prevención de los trastornos alimentarios 138

Perder peso sin afectar a tu salud o rendimiento 141

La regulación de la ingesta energética 144

La optimización fisiológica 147

Bibliografía *158*

Bibliografía

1 : Institut national de formation aux métiers de la glace, programme de formation BPJEPS spécialité "éducateurs sportifs" mention "patinage sur glace", 2020

2 : Zucker N.L., Womble L.G., Mlliamson D.A., Perrin L.A., Protective Factors for Eating Disorders in Female College Athletes, 1993

3 : S.S. Folli, Nutrition appliquée à la performance sportive, 1999

4 : Mayet L., Nouvelles recherches sur la répartition géographique du goitre et du crétinisme, 1901

5 : Venn B.J., Macronutrients and Human Health for the 21st Century, 2020

6 : Dauchy F., The glucides, 1963

7 : Delarue J., Laville M., Romon M., Utilisation des substrats énergétiques, 2004

8 : Radermecker R.P., Philips J.C., Jandrain B.J., Paquot N., Lefèbvre P.J., Scheen A.J., Le cerveau, un organe gluco-dépendant. Effets délétères de l'hypoglycémie et de l'hyperglycémie, 2008

9 : Chaplin M.F., Monosaccharides, 1986

10 : Fuchs C.J., Gonzalez J.T., van Loon L.J.C., Fructose co-ingestion to increase carbohydrate availability in athletes, 2019

11 : Eliott S.S., Keim N.L., Stern J.S., Teff K.L., Fructose, weight gain, and the insulin resistance syndrome, 2002

12 : Debras C., Chazelas E., Srour B., Kesse-Guyot E., Julia C., Zelek L., Agaësse C., Druesne-Pecollo N., Galan P., Hercberg S., Latino-Martel P., Deschasaux M., Touvier M., Total and added sugar intakes, sugar types, and cancer risk: results from the prospective, 2020

13 : Rubio-Texeira M., Polaina J., Lactose: The Milk Sugar from a Biotechnological Perspective, 2004

14 : Lebenthal E., Antonowicz I., Shwachman H., Correlation of lactase activity, lactose tolerance and milk consumption in different age groups, 1975

15 : Aspinall G.O., The polysaccharides volume 2, 1983

16 : Carreiro A.L., Dhillon J., Gordon S., Jacobs A.G., Higgins K.A., McArthur B.M., Redan B.W., Rivera R.L., Schmidt L.R., Mattes R.D., The macronutrients, appetite and energy intake, 2016

17 : Klenk E., Debuch H., The lipides, 1959

18 : Reboul E., Absorption intestinale des vitamines liposolubles, 2011

19 : Alaoui L., Le cholestérol : bon ou mauvais ?, 2019

20 : Mahley R.W., Innerarity T.L., Rall Jr S.C., Weisgraber K.H., Plasma lipoproteins: apolipoprotein structure and function, 1984

21 : Dastani Z., Engert J.C., Genest J., Marcil M., Genetics of high-density lipoproteins, 2006

22 : Friedewald W., Levy R.I., Fredrickson D.S., Estimation of the concentration of low-density lipoprotein cholesterol in plasma, without use of the preparative ultracentrifuge, 1972

23 : Moutzouri E., Elisaf M., Liberopoulos E.N., Hypocholesterolemia, 2011

24 : Cuvelier C., Cabaraux J.F., Dufrasne I., Hornick J.L., Istasse L., Acides gras : nomenclature et sources alimentaires, 2004

25 : Lecerf J.M., Luc G., Marecaux N., Bal S., Bonte J.P., Lacroix B., Borgies B., Une faible variation qualitative des apports en acides gras diminue le cholestérol LDL de sujets hypercholestérolémiques gardant des apports lipidiques élevés, 2010

26. Lecerf J.M., Acides gras saturés et risque cardio-métabolique, 2016

27 : Lecerf J.M., Acides gras et risque cardiovasculaire. Deuxième partie : Acides gras monoinsaturés et polyinsaturés oméga 6, 2010

28 : Guesnet P., Alessandri J.M., Astorg P., Pifferi F., Lavialle M., Les rôles physiologiques majeurs exercés par les acides gras polyinsaturés (AGPI), 2005

29 : Ranný M., List J., Chemistry, preparation and analysis of phospholipids, 1986

30 : Sletnes K.E., Role of phospholipids in hemostasis, 1993

31 : Symposium CERIN, Les dernières recommandations en lipides : de la théorie à l'assiette, 2013

32 : Petsko G.A., Ringe D., Structure et fonction des protéines, Bruxelles, De Boek Université, novembre 2008

33 : Sebastián D., Zorzano A., Self-Eating for Muscle Fitness: Autophagy in the Control of Energy Metabolism, 2020

34 : Dumas C., Saul C., Bender O., Apport en protéines: consommation, qualité, besoins et recommandations, 2007

35 : Rayment I., Holden H.M., Whittaker, Yohn C.B., Lorenz M., Holmes K.C., Milligan R.A., Structure of the Actin-Myosin Complex and Its Implications for Muscle Contraction, 1993

36 : Girot R., Bégué P., Galacteros F., La drépanocytose, 2003

37 : Hou Y., Wu G., Nutritionally Essential Amino Acids, 2018

38 : Rérat A., Depuccio F., La valeur biologique des protéines : quelques acquisitions récentes, 1971

39 : Mittendorfer B., Klein S., Fontana L., A word of caution against excessive protein intake, 2020

40 : Armstrong L.E., Johnson E.C., Water Intake, Water Balance, and the Elusive Daily Water Requirement. Nutrients, 2018

41 : Walsh R.M., Noakes T.D., Hawley J.A., Dennis S.C., Impaired high-intensity cycling performance time at low levels of dehydration, 1994

42 : Barclay C.J., Energetics of contraction, 2015

43 : Lim C.L., Byrne C., Lee J.K., Human thermoregulation and measurement of body temperature in exercise and clinical settings, 2008

44 : Richardson D.P., Ansell J., Drummond L.N., The nutritional and health attributes of kiwifruit: a review, 2018

45 : Nicolov M., Cocora M., Buda V., Danciu C., Duse A.O., Watz C., Borcan F., Hydrosoluble and Liposoluble Vitamins: New Perspectives through ADMET Analysis., 2021

46 : Rosenfeld L., Vitamine--vitamin. The early years of discovery, 1997

47 : Chawla J., Kvarnberg D., Hydrosoluble vitamins, 2014

48 : Alkadi H., A Review on Free Radicals and Antioxidants, 2020

49 : Khan N., Mukhtar H., Tea Polyphenols in Promotion of Human Health, 2018

50 : Luca S.V., Macovei I., Bujor A., Miron A., Skalicka-Woźniak K., Aprotosoaie A.C., Trifan A., Bioactivity of dietary polyphenols: The role of metabolites, 2020

51 : Stathopoulou M.G., Kanoni S., Papanikolaou G., Antonopoulou S., Nomikos T., Dedoussis G., Mineral intake, 2012

52 : Coy A., Medina A., Rivera A., Sánchez P., Calcium intake in Colombia: are we still in deficit ?, 2020

53 : Kaffel D., Maatallah K., Ferjani H.L., Triki W., Zarati D., Hamdi W., Profils cliniques, biologiques et étiologiques des

ostéomalacies. Clinical, biological and etiological features of osteomalacia, 2020

54 : Fardellone P., Séjourné A., Blain H., Cortet B., Thomas T, GRIO Scientific Committee, Osteoporosis: Is milk a kindness or a curse? Joint Bone Spine, 2017

55 : Yang Q., Liu T., Kuklina E.V., Flanders W.D., Hong Y., Gillespie C., Chang M.H., Gwinn M., Dowling N., Khoury M.J., Hu F.B., Sodium and potassium intake and mortality among US adults: prospective data from the Third National Health and Nutrition Examination Survey, 2011

56 : Nadeau J.D., L'Importance Pratique des Oligoéléments Nutritifs, 1961

57 : Rosa A.M., Shizgal H.M., The Harris Benedict equation reevaluated: resting energy requirements and the body cell mass, 1984

58 : Folli S., Hydrates de carbone et performance sportive, 1996

59 : Jeukendrup A.E., McLaughlin J., Carbohydrate ingestion during exercise: effects on performance, training adaptations and trainability of the gut, 2011

60 : Lambert C.P., Flynn M.G., Boone J.B, Michaud T.J., Rodriguez-Zayas J., Effects of carbohydrate feeding on multiple-bout resistance exercise, 1991

61 : Murray R., Paul G.L., Seifert J.G., Eddy D.E., Halaby G.A., the effects of glucose, fructose and sucrose ingestion during exercise, 1989

62 : Antevska E., Heidendal G., Halders S., Brummer R., Kemerink G., Etude de la vidange gastrique et du transit intestinal, 1997

63 : Maughan R.J., Fluid and electrolyte loss and replacement in exercise, in food, nutrition and sport performance, 1992

64 Maughan R.J., Shirreffs S.M., Dehydration and rehydration in competitive sport, 2010

65 : Jentjens R., Jeukendrup A.E., Déterminants de la synthèse de glycogène après l'exercice pendant la récupération à court terme, 2003

66 : Schoenfeld B.J., Aragon A.A., Wilborn C., Urbina S.L., Hayward S.E., Krieger J., Pre- versus post-exercise protein intake has similar effects on muscular adaptations, 2017

67 : Rapport de l'ANSES, Apports en acides gras de la population vivant en France et comparaison aux apports nutritionnels conseillés définis en 2010, Septembre 2015

68 : Phillips S.M., Dietary protein for athletes: from requirements to metabolic advantage, 2006

69 : Veldhorst M.A., Westerterp-Plantenga M.S., Westerterp K.R., Gluconeogenesis and energy expenditure after a high-protein, carbohydrate-free diet, 2009

70 : Das T., Wati M.R., Alose K.F., Le stress oxydatif déclenché par les réactions de Fenton et Haber Weiss et son association avec la maladie d'Alzheimer, 2014

71 : Meeusen R., Duclos M., Foster C., Fry A., Gleeson M., Nieman D., Raglin J., Rietjens G., Steinacker J., Urhausen A., Prevention, diagnosis and treatment of the overtraining syndrome: Joint consensus statement of the European College of Sport Science (ECSS) and the American College of Sports Medicine (ACSM), 2012

72 : Shuler F.D., Wingate M.K., Moore G.H., Giangarra C., Sports Health Benefits of Vitamin D, 2012

73 : Fields H., Ruddy B., Wallace M.R., Shah A., Millstine D., Marks L., How to Monitor and Advise Vegans to Ensure Adequate Nutrient Intake, 2016

74 : Kristensen N.B., Madsen M.L., Hansen T.H., Allin K.H., Hoppe C., Fagt S., Intake of macro- and micronutrients in Danish vegans, 2015

75 : Pawlak R., Lester S.E., Babatunde T., The prevalence of cobalamin deficiency among vegetarians assessed by serum vitamin B12: a review of literature, 2014

76 : Tucker K.L., Vegetarian diets and bone status, 2014

77 : Sobiecki J.G., Appleby P.N., Bradbury K.E., Key T.J., High compliance with dietary recommendations in a cohort of meat eaters, fish eaters, vegetarians, and vegans: results from the European Prospective Investigation into Cancer and Nutrition-Oxford study, 2016

78 : Lun V., Erdman K.A., Reimer R.A., Evaluation of nutritional intake in Canadian high-performance athletes, 2009

79 : Statuta S.M., Asif I.M., Drezner J.A., Relative energy deficiency in sport (RED-S), 2017 80 : Elliott-Sale K.J., Tenforde A.S., Parziale A.L., Holtzman B., Ackerman K.E., Endocrine Effects of Relative Energy Deficiency in Sport, 2018

81 : Hiller-Sturmhöfel S., Bartke A., The endocrine system: an overview, 1998

82 : Loucks A.B., Thuma, J.R., Luteinizing hormone pulsatility is disrupted at a threshold of energy availability in regularly menstruating women, 2003

83 : Ackerman K.E., Slusarz K., Guereca G., Pierce L., Slattery M., Mendes N., Misra, M., Higher ghrelin and lower leptin secretion are associated with lower LH secretion in young amenorrheic athletes compared with eumenorrheic athletes and controls, 2012

84 : Loucks A.B., Mortola J.F., Girton L., Yen S.S., Alterations in the hypothalamic-pituitary-ovarian and the hypothalamic-pituitary-adrenal axes in athletic women, 1989

85 : Lagowska K., Kapczuk K., Testosterone concentrations in female athletes and ballet dancers with menstrual disorders, 2016

86 : Russell M., Stark J., Nayak S., Miller K.K., Herzog D.B., Klibanski A., Misra M., Peptide YY in adolescent athletes

with amenorrhea, eumenorrheic athletes and non-athletic controls, 2009

87 : Hooper D.R., Kraemer W.J., Saenz C., Schill K.E., Focht B.C., Volek J.S., Maresh C.M., The presence of symptoms of testosterone deficiency in the exercise-hypogonadal male condition and the role of nutrition, 2017

88 : MacConnie S.E., Barkan A., Lampman R.M., Schork M.A., Beitins I.Z., Decreased hypothalamic gonadotropin-releasing hormone secretion in male marathon runners, 1986

89 : Coelho A.R., Cardoso G., Brito M.E., Gomes I.N., Cascais M.J., The Female Athlete Triad/Relative Energy Deficiency in Sports (RED-S), 2021

90 : Christo K., Cord J., Mendes N., Miller K.K., Goldstein M.A., Klibanski A., Misra M., Acylated ghrelin and leptin in adolescent athletes with amenorrhea, eumenorrheic athletes and controls: A cross-sectional study, 2008

91- : Koehler K., Hoerner N.R., Gibbs J.C., Zinner C., Braun H., De Souza M.J., Schaenzer W., Low energy availability in exercising men is associated with reduced leptin and insulin but not with changes in other metabolic hormones, 2016

92 : Lawson E.A., Ackerman K.E., Estella N.M., Guereca G., Pierce L., Sluss P.M., Misra M., Nocturnal oxytocin secretion is lower in amenorrheic athletes than nonathletes and associated with bone microarchitecture and finite element analysis parameters, 2013

93 : Chicharro J.L., Hoyos J., Bandres F., Gomez Gallego F., Perez M., Lucia A., Plasma oxytocin during intense exercise in professional cyclists, 2001

94 : Rickenlund A., Thoren M., Carlstrom K., von Schoultz B., Hirschberg A.L., Diurnal profiles of testosterone and pituitary hormones suggest different mechanisms for menstrual disturbances in endurance athletes, 2004

95 : Wojcik M.H., Meenaghan E., Lawson E.A., Misra M., Klibanski A., Miller K.K., Reduced amylin levels are associated with low bone mineral density in women with anorexia nervosa, 2010

96 : Maestu J., Eliakim A., Jurimae J., Valter I., Jurimae T., Anabolic and catabolic hormones and energy balance of the male bodybuilders during the preparation for the competition, 2010

97 : Loucks A.B., Heath E.M., Induction of low-T3 syndrome in exercising women occurs at a threshold of energy availability, 1994

98 : Shiiya T., Nakazato M., Mizuta M., Date Y., Mondal M.S., Tanaka M., Matsukura S., Plasma ghrelin levels in lean and obese humans and the effect of glucose on ghrelin secretion, 2002

99 : Stoving R.K., Veldhuis J.D., Flyvbjerg A., Vinten J., Hangaard J., Koldkjaer O.G., Hagen, C., Jointly amplified basal and pulsatile growth hormone (GH) secretion and increased process irregularity in women with anorexia nervosa: Indirect evidence for disruption of feedback regulation within the GH-insulin-like growth factor I axis, 1999

100 : Thienpont E., Bellemans J., Samson I., Fabry G., Stress fracture of the inferior and superior pubic ramus in a man with anorexia nervosa and hypogonadism, 2000

101 : Estour B., Germain N., Diconne E., Frere D., Cottet-Emard J.M., Carrot G., Galusca B., Hormonal profile heterogeneity and short-term physical risk in restrictive anorexia nervosa, 2010

102 : Berg U., Enqvist J.K., Mattsson C.M., Carlsson-Skwirut C., Sundberg C.J., Ekblom B., Bang P., Lack of sex differences in the IGF-IGFBP response to ultra endurance exercise, 2008

103 : Melin A., Tornberg A.B., Skouby S., Moller S.S., Sundgot-Borgen J., Faber J., Sjodin A., Energy availability and the female athlete triad in elite endurance athletes, 2015

104 : Thompson J., Manore M.M., Skinner J.S., Resting metabolic rate and thermic effect of a meal in low- and adequate-energy intake male endurance athletes, 1993

105 : Conte C., Epstein S., Napoli N., Insulin resistance and bone: a biological partnership, 2018

106 : Rothschild J.A., Kilding A.E., Plews D.J., What Should I Eat before Exercise? Pre-Exercise Nutrition and the Response to Endurance Exercise: Current Prospective and Future Directions, 2020

107 : Gwyther K., Rice S., Purcell R., Pilkington V., Santesteban-Echarri O., Bailey A., Walton C.C., Sleep interventions for performance, mood and sleep outcomes in athletes: A systematic review and meta-analysis, 2022

108 : Coelho Silva A., Silva A., Edwards B.J., Tod D., Souza Amaral A., de Alcântara Borba D., Grade I., Túlio de Mello M., Sleep extension in athletes: what we know so far – A systematic review, 2021

109 : Sullivan Bisson A.N., Robinson S.A., Lachman M.E., Walk to a better night of sleep: testing the relationship between physical activity and sleep, 2019

110 : Holst S.C., Landolt H.P., Sleep-Wake Neurochemistry, 2022

111 : Peuhkuri K., Sihvola N., Korpela R., Diet promotes sleep duration and quality, 2012

112 : Duclos M., Le dopage et ses conséquences en termes de santé individuelle et de santé publique, 2012

113 : Jelkman W., Molecular energy of erythropoietin, 2004

114 : Bellamine Y., Le dopage hormonal chez les sportifs aujourd'hui, 2016

115 : Takeuchi M., Inoue N., Strickland T.W., Kobuta M., Wada M., Shimizu R., Hoshi S., Kozutsumi H., Takasaki S., Kobata A., Relationship between sugar chain structure and biological activity of recombinant human erythropoietin produced in Chinese hamster ovary cells, 1989

116 : Adamson J.W., The relationship of erythropoietin and iron metabolism to red blood cell production in humans, 1994

117 : Locatelli V., Bianchi V.E., Effect of GH/IGF-1 on Bone Metabolism and Osteoporsosis, 2014

118 : Renault C., Le dopage et le corps humain, 2016

119 : Widdowson W.M., Healy M.L., Sönksen P.H., Gibney J., The physiology of growth hormone and sport, 2009

120 : Hage M., Kamenický P., Chanson P., Growth Hormone Response to Oral Glucose Load: From Normal to Pathological Conditions, 2019

121 : Esposito S., Leonardi A., Lanciotti L., Cofini M., Muzi G., Penta L., Vitamin D and growth hormone in children: a review of the current scientific knowledge, 2019

122 : Maggi V., L'évolution du dopage médicamenteux dans le sport des années 1960 à nos jours, 2012

123 : de Mondenard J.P., Dictionnaire du dopage, substances, procédés, conduites, dangers, 2004

124 : Santos H.O., Ketogenic diet and testosterone increase: Is the increased cholesterol intake responsible? To what extent and under what circumstances can there be benefits?, 2017

125 : Pilz S., Frisch S., Koertke H., Kuhn J., Dreier J., Obermayer-Pietsch B., Wehr E., Zittermann A., Effect of vitamin D supplementation on testosterone levels in men, 2011

126 : Bègue L., Bricout V., Boudesseul J., Shankland R., Duke A.A., Some like it hot : Testosterone predicts laboratory eating behavior of spicy food, 2014

127 : Thevis M., Thomas A., Schänzer W., Insulin, 2010

128 : Langeron J.L., Le dopage, ses substances et ses méthodes, 2010

129 : Maillard C., Glucides in the nutrition of diabetics, 2002

130 Sarrafzadegan N., Khosravi-Boroujeni H., Lotfizadeh M., Pourmogaddas A., Salehi-Abargouei A., Magnesium status and the metabolic syndrome: A systematic review and meta-analysis, 2016

131 : Holt S.H., Miller J.C., Petocz P., An insulin index of foods: the insulin demand generated by 1000-kJ portions of common foods, 1997

132 : Erzegovesi S., Bellodi L., Eating disorders, 2016

133 : Cardoos N., Overtraining syndrome, 2015

134 : Murphy R., Straebler S., Cooper Z., Fairburn C.G., Cognitive behavioral therapy for eating disorders, 2010

135 : Carfagno D.G., Hendrix J.C., Overtraining syndrome in the athlete: current clinical practice, 2014

136 : Coyle E.F., Goggan A.R., Hemmert M.K., Ivy J.L., Muscle glycogen utilization during prolonged strenuous exercise when fed carbohydrate, 1986

137 : Finsterer J., Mahjoub S.Z., Fatigue in healthy and diseased individuals, 2014

138 : Ashton L.M., Hutchesson M.J., Rollo M.E., Morgan P.J., Collins C.E., Motivators and Barriers to Engaging in Healthy Eating and Physical Activity, 2017

139 : Christensen L., The effect of food intake on mood, 2001

140 : Burrows R., Christensen L., Traitement diététique de la dépression, 1990

141 : Bratland-Sanda S., Sundgot-Borgen J., Eating disorders in athletes: overview of prevalence, risk factors and recommendations for prevention and treatment, 2013

142 : Sundgot-Borgen J., Torstveit M.K., Prevalence of eating disorders in elite athletes is higher than in the general population, 2004

143 : Carlat D.J., Camargo C.A. Jr, Herzog D.B., Eating disorders in males: a report on 135 patients, 1997

144 : Chamay-Weber C., Narring F., La prévention des troubles du comportement alimentaire : l'école a-t-elle un rôle à jouer?, 2006

145- Nazar B.P., Bernardes C., Peachey G., Sergeant J., Mattos P., Treasure J., The risk of eating disorders comorbid with attention-deficit/hyperactivity disorder: A systematic review and meta-analysis, 2016.

146 : Gortat M., Samardakiewicz M., Perzyński A., Orthorexia nervosa - a distorted approach to healthy eating, 2021

147 : Hyrnik J., Zasada I., Wilczyński K.M., Jelonek I., Janas-Kozik M., Orthorexia - current approach, a review, 2021

148 : American Psychiatric Association, Manuel diagnostique et statistique des troubles mentaux quatrième édition, 2000

149 : Corcos M., Le corps insoumis, 2011

150 : Goossens G.H., The Metabolic Phenotype in Obesity: Fat Mass, Body Fat Distribution, and Adipose Tissue Function, 2017

151 : Maher T., Clegg M.E., Dietary lipids with potential to affect satiety: Mechanisms and evidence, 2019

152 : Sawka M.N., Burke L.M., Eichner E.R., Maughan R.J., Montain S.J., Stachenfeld N.S., American College of Sports Medicine position stand. Exercise and fluid replacement, 2007

153 : Paller M.S., Schrier R.W., Pathogenesis of sodium and water retention in edematous disorders, 1982

154 : Swift D.L., McGee J.E., Earnest C.P., Carlisle E., Nygard M., Johannsen N.M., The Effects of Exercise and Physical Activity on Weight Loss and Maintenance, 2018

155 : Pesta D.H., Samuel V.T., A high-protein diet for reducing body fat: mechanisms and possible caveats, 2014

156 : Chapa-Oliver A.M., Mejía-Teniente L., Capsaicin: From Plants to a Cancer-Suppressing Agent, 2016

157 : Nehlig A., Interindividual Differences in Caffeine Metabolism and Factors Driving Caffeine Consumption, 2018

158 : Haq I.U., Imran M., Nadeem M., Tufail T., Gondal T.A., Mubarak M.S., Piperine: A review of its biological effects, 2021

159 : Gruenwald J., Freder J., Armbruester N., Cinnamon and health, 2010

160 : Mullur R., Liu Y.Y., Brent G.A., Thyroid hormone regulation of metabolism, 2014

161 : O'Donnell E., De Souza M.J., Increased serum adiponectin concentrations in amenorrheic physically active women are associated with impaired bone health but not with estrogen exposure, 2011

162 : Musovic S., Olofsson C.S., Adrenergic stimulation of adiponectin secretion in visceral mouse adipocytes is blunted in high-fat diet induced obesity, 2019

163 : Lawson E.A. The effects of oxytocin on eating behaviour and metabolism in humans, 2017

164 : DiNicolantonio J.J., O'Keefe J.H., Wilson W.L., Sugar addiction: is it real? A narrative review, 2018

165 : Rémy C., Du Pan M., L'ocytocine : hormone de l'amour, de la confiance et du lien conjugal et social, 2012

166 : Batterham R.L., Cowley M.A., Small C.J., Herzog H., Cohen M.A., Dakin C.L., Wren A.M., Brynes A.E., Low M.J., Ghatei M.A., Cone R.D., Bloom S.R., Gut hormone PYY(3-36) physiologically inhibits food intake, 2002

167 : Schwartz M.W., Woods S.C., Porte Jr D., Seeley R.J., Baskin D.G., Central nervous system control of food intake, 2000

www.ingramcontent.com/pod-product-compliance
Lightning Source LLC
Chambersburg PA
CBHW052255220526
45471CB00001B/344